杏林传习十三经

神农本草经
本草三家合注

叶磊 高亚慧 周鸿飞 点校

·郑州·
河南科学技术出版社

图书在版编目（CIP）数据

神农本草经、本草三家合注/叶磊，高亚慧，周鸿飞点校.—郑州：
河南科学技术出版社，2017.4 （2024.7重印）

（杏林传习十三经）

ISBN 978－7－5349－8560－7

Ⅰ.①神… Ⅱ.①叶… ②高… ③周… Ⅲ.①《神农本草经》
②本草－研究－中国－清代 Ⅳ.①R281

中国版本图书馆 CIP 数据核字（2017）第 018215 号

出版发行：河南科学技术出版社
　　　　　地址：郑州市郑东新区祥盛街27号　　　　　　邮编：450016
　　　　　电话：（0371）65788613　65788629
　　　　　网址：www. hnstp. cn
策划编辑：邓　为
责任编辑：邓　为　王俪燕
责任校对：柯　姣
封面设计：博文斯创
责任印制：朱　飞
印　　刷：北京一鑫印务有限责任公司
经　　销：北京博文斯创图书发行有限公司
幅面尺寸：170 mm × 240 mm　　印张：13.25　　字数：185 千字
版　　次：2024 年 7 月第 2 版　　2024 年 7 月第 2 次印刷
定　　价：45.80元

大 道 甚 夷

——杏林传习十三经·序

进入 21 世纪以来的十多年时间里，中医中药成为持续热门话题之一。没有其他任何一个专业性极强的学术领域，能像中医中药这样吸引普罗大众的热切关注，其中以下几个映像片段，尤其让人记忆深刻。

其一，刘力红，《思考中医》。一部副标题为"伤寒论导论"的学术著作，意外地卖成了畅销书，引爆了国人的潜在热情，以"××中医"为题名的图书出版市场一时风起。关注中医由此成为大众潮流，不少青年才俊由于《思考中医》的因缘而入岐黄之门。

其二，张功耀，"告别中医中药"。千人诺诺的舆论氛围里，突现一人谔谔，自然地就成了焦点事件。这一场兆启于互联网新媒体的"中医存废之争"，虽然学术内涵无多，更像是一场口水战，但影响所及，甚为可观，终以国家行政权力干预而收场。

其三，张悟本，中医养生乱象。对于普通民众来说，热切关心自身健康的表象背后，是对医疗消费沉重负担的隐忧，由此形成一个追求"简、便、廉、验"保健养生之道的巨大诉求空间，于是绿豆、茄子、泥鳅、拍打、拉筋、刮痧等纷然亮相，大都假以中医之名。

其四，屠呦呦，诺贝尔奖。四十多年前的一项重大科研成果，终于获得国际学术大奖，一慰国人多年的"诺贝尔情结"。受一部中医古籍文献的启示，才有此项科研成果的关键性技术突破，由此更加强化了"中国医药学是一个伟大的宝库"的著名论断。《中华人民共和国中医药法》立法程序进展顺利，中医中药发展契机甚好。

身处这样的社会人文气交之中，对于中医中药学术发展，中医学人自有切身感触与深入思考。现代著名中医教育家任应秋先生名言："乏人乏术难后继，中医中药总先忧。传承未解穷薪火，侈口创新缘木求。"自从西学东渐，中医学术遭遇生存危机，近一百多年来，如何传承中医学术，始终是萦绕不去、无可回避的大问题。就像一种沉疴痼疾，迄今没有理想的诊疗之道；然而，保一分胃气，便留得一分生机。《山东中医学院学报》自1980年第3期起开辟专栏"名老中医之路"，曾经陆续发表97名当时全国著名中医学者和名老中医的回忆文章，着重介绍他们走过的治学道路和积累有年的治学经验。从中可见一个学术共识：深入学习中医经典，才能打下良好的学术根基。

近现代大凡取得一定学术成就，拥有较高临床造诣的名老中医，无不强调经典古籍的重要性。如李克绍先生说："中医学的根柢是什么呢？就是《内经》《难经》《本草经》《伤寒论》《金匮要略》等。这些经典著作，对于生理、病理、药理、诊断、治则等，都有重要的指导意义，不掌握这些，就会像无源之水、无根之木，要把中医学得根深蒂固，是不可能的。"中医现代教育模式实施已近百年，与之配套的新编教材体系渐趋丰富。然而，莘莘学子被新编教材引入中医门墙之后，欲求熟练掌握中医基础理论，并在临床工作中游刃有余，能在中医学术研究方面有所造诣，则仍须深入研读经典古籍。

所谓经典，是指具有权威性的、历来被尊奉为典范的学术著作。自汉武帝采纳董仲舒建言"独尊儒术"之后，儒家文化一直在中国文化史上居于主导地位，其核心典籍由最初的"五经"（《易》《书》《诗》《礼》《春秋》），逐渐发展衍化，至南宋时定型为"十三经"（《易》《书》《诗》，《周礼》《仪礼》《礼记》，《左传》《公羊传》《谷梁传》，《尔雅》《孝经》《论语》《孟子》），由此构成儒家问学必读经典，为儒家文化最为核心的学术构架基础。

相较之下，中医学术体系中亦有类似"十三经"的经典著作，在中医学术界，其地位之尊崇，影响之深广，是其他医学典籍所无法比拟的。

唐代太医署教学及考试基本书目为《明堂》《素问》《黄帝针经》《本草》《甲乙经》《脉经》。这些科目基本囊括了中医学的基础理论、药物学、针灸学及脉学方面的知识。宋代在以上科考书目基础上，将《伤寒论》列为方脉科必学书目，因其深远影响所及，形成了中医学术研究的基本书目。清代吴鞠通明确主张："儒书有经子史集，医书亦有经子史集。《灵枢》《素问》《神农本经》《难经》《伤寒论》《金匮玉函经》，为医门之经；而诸家注论、治验、类案、本草、方剂等，则医之子史集也。"（《温病条辨·卷四·杂说》"医书亦有经子史集论"）

1960 年人民卫生出版社出版"中医学院试用教材"系列图书时，明确提出"本教材取材于四部古典医籍——《黄帝内经》《神农本草经》《伤寒论》《金匮要略》和历代名著的基本内容"，可算是当时中医教育界的共识。另有一说，将《黄帝内经》《难经》《伤寒杂病论》《温病条辨》列为"四大经典"，其要点在于将明清时期渐兴的温病学说纳入了经典考评体系。

任应秋先生认为，虽然祖国医学丰富多彩，文献记载气象万千，"但它总有一个系统，这个系统就是《灵枢》《素问》《伤寒》《金匮》等几部经典，把这几部经典弄通了，在祖国医学领域中，确是放之四海而皆准的"。任应秋先生并曾于 1963—1966 年间，身体力行类分整理 10 部经典著作，包括《素问》《灵枢》《神农本草经》《难经》《伤寒论》《金匮要略方论》《脉经》《中藏经》《甲乙经》《太素》。在此工作基础上，2001 年 5 月学苑出版社正式出版"十部医经类编"，所收书目列《诸病源候论》，未收《太素》。根据 1982 年国家卫生部制定的《中医古籍整理出版规划》，人民卫生出版社曾组织全国中医专家学者进行中医古籍整理工作，并陆续出版"中医古籍整理丛书"140 余种，其中作为重点研究整理对象的，即任应秋先生所主张的 10 部经典著作，加上《诸病源候论》，共计 11 部。

权衡古今先贤以上各种观点，详细考察历代中医学人成才之路，综其学术大要，分析中医学术体系架构组成，切合中医研究及临床实践的指导价值，将那些构成中医学术根基、欲窥中医学术门墙而必读不可的经典著作，从浩瀚的中医学术文献典籍中遴选出来，作为了解中医、学习中医、实践中医、传承中医的奠基之作。仿儒学"十三经"之例，鄙人以为可将《黄帝内经素问》《灵枢经》《黄帝八十一难经》《华佗中藏经》《脉经》《针灸甲乙经》《伤寒论》《金匮要略方论》《温病条辨》《神农本草经》《本草从新》《医方集解》《古今医案按》等 13 部著作，列为中医学术理论体系的核心经典，金拟名曰"杏林传习十三经"。

1. 《黄帝内经素问》

《素问》，成书于春秋战国时期，原书分 9 卷，后经唐·王冰订补，改编为 24 卷，计 81 篇，定名为《黄帝内经素问》，论述摄生、脏腑、经络、病因、病机、治则、药物以及养生防病等各方面，强调人体内外统一的整体观念，为现存最早、最重要的一部医学著作，是中医学理论体系的奠基之作。

2. 《灵枢经》

《灵枢经》，原书分 9 卷，计 81 篇，经南宋·史崧改编为 24 卷，论述了脏腑、经络、病因、病机、病证、诊法等内容，重点阐述了经络腧穴、针具、刺法及治疗原则等，为中医经络学、针灸学及其临床实践的理论渊源。

《灵枢经》与《素问》合称《黄帝内经》，历代名医，未有不遵《内经》经旨，不精研《内经》者。

3.《黄帝八十一难经》（附：《难经本义》）

《黄帝八十一难经》，以问答解释疑难的形式编撰而成，共讨论了81个问题，包括脉诊、脏腑、阴阳、五行、病能、营卫、腧穴、针灸，以及三焦、命门、奇经八脉等，在阐发中医学基本理论方面占有重要的地位。

《难经本义》，元·滑寿撰，2卷，刊于公元1366年。本书参考元代之前《难经》注本及有关医籍而诠注，对其中部分内容予以考订辩论，博采诸家之长，结合个人见解予以发挥，被誉为注解《难经》的范本，故附于此。

4.《华佗中藏经》

《中藏经》，旧署华佗所作，具体成书年代不详。全书前半部属基础理论范畴，其学说禀承《内经》天人相应、以阴阳为纲的思想，发展了阴阳学说，较早地将脏腑学说的理论系统化，提出了以形色脉证相结合、以脉证为中心分述五脏六腑寒热虚实的辨证方法。后半部为临床证治内容，以内科杂病为主，包括阴厥、劳伤、中风偏枯、脚弱、水肿、痹证、痞证、症瘕积聚等内容，兼论外科疔疮、痈疽等病证，所列诸方大多配伍严密，方论亦有精义，为后世临床医家所珍视。

5.《脉经》

《脉经》，西晋·王叔和撰于公元3世纪，共分10卷，计98篇。本书是中国现存最早的脉学专著，集汉以前脉学之大成，取《内经》《难经》以及张仲景、华佗等有关论述分门别类，在阐明脉理的基础上联系临床实际。本书首次将脉象归纳为浮、芤、洪、滑、数、促、弦、紧、沉、伏、革、实、微、涩、细、软、弱、虚、散、缓、迟、结、代、动等24种，并对每种脉象均做了具体描述。后世的脉学著作，可以说都是在《脉经》基础上的发展。

6.《针灸甲乙经》

《针灸甲乙经》，晋·皇甫谧编撰于魏甘露四年（公元259年），共10卷，南北朝时期改为12卷本，计128篇。本书集《素问》《灵枢经》与《明堂孔穴针灸治要》三书中之有关针灸学内容等分类合编而成，对人体生理、病理，经脉循行，腧穴总数、部位、取穴，针法、适应证、禁忌证等，都进行了系统的论述，为中国现存最早的一部针灸学专著，为历代医学家、针灸学家所重视。

7. 《伤寒论》（附：《注解伤寒论》）

东汉·张仲景于公元 3 世纪初撰著《伤寒杂病论》，集汉代以前医学之大成，系统地阐述了多种外感疾病及杂病的辨证论治，理法方药俱全，在中医发展史上具有划时代的意义和承前启后的作用。原书在流传过程中历经波折，逐渐形成《伤寒论》与《金匮要略方论》两部书。

《伤寒论》突出成就之一是确立了六经辨证体系，为诊治外感疾病提出了辨证纲领和治疗方法，也为中医临床各科提供了辨证论治的规范，从而奠定了辨证论治的基础；记载 113 方，精于选药，讲究配伍，主治明确，切合临床实际，千年来反复应用，屡试有效，被后世誉为"众方之祖"。

《注解伤寒论》，金·成无己注，10 卷，书成于公元 1144 年，是现存最早的《伤寒论》全注本。全书贯以《内经》之旨，注解比较详明，能够阐析仲景辨证论治之理、立法处方之趣，对后世伤寒学派产生了巨大影响。

8. 《金匮要略方论》（附：《金匮要略心典》）

《伤寒杂病论》古传本之一名《金匮玉函要略方》，被北宋翰林学士王洙发现于翰林院书库，书简共 3 卷，上卷辨伤寒，中卷则论杂病，下卷记载药方。后北宋校正医书局林亿等人重予编校，取其中以杂病为主的内容，仍厘订为 3 卷，改名《金匮要略方论》，习称《金匮要略》。

《金匮要略方论》，全书共 25 篇，方剂 262 首，列举病证六十余种，以内科杂病为主，兼有部分外科、妇产科等病证，是中国现存最早的一部诊治杂病的专著。古今医家对此书推崇备至，称之为"方书之祖"

《金匮要略心典》，清·尤怡著，3 卷，成书于公元 1729 年。本书是尤氏集十年寒暑的心得之作，文笔简练，注释明晰，条理贯通，据理确凿，对仲景遣方用药，给予精当贴切的解释。由于《金匮要略心典》一书能够较好地阐发仲景奥义，而成为注本中的范本，后来学者阐发《金匮要略》多宗此书。

9. 《温病条辨》（附：《温热论》《湿热病篇》《外感温病篇》）

《温病条辨》，清·吴瑭撰，嘉庆三年（公元 1798 年）完成，6 卷，全书以三焦辨证为主干，释解温病全过程辨治，同时参以仲景六经辨证、刘河间温热病机、叶天士卫气营血辨证及吴又可温疫论等诸说，析理至微，病机甚明，而治之有方。本书在清代众多温病学家成就的基础上，建立了温病学说体系，创立了三焦辨证纲领，为清代温病学说标志性著作。

《温热论》，清·叶桂述，叶氏门人顾景文记录整理而成，1 卷，创立了温病卫气营血辨证体系，为温病学说的奠基之作。

《湿热病篇》是一部系统论述外感湿热病辨证治疗的专著，相传为清代著名医家薛雪所撰，全篇内容以湿温、暑湿等夏秋季节的常见病证为主，也包括了痢疾、夏日感冒、伤于寒湿等病证。

《外感温病篇》相传为清代温病学家陈平伯所撰，书中所述对风温的治疗，紧扣病机，治在肺胃，清热生津是最基本治则，清热强调轻提外透，养阴以甘寒生津之品。风温传变迅速，要严密观察，及时投药，严防动风内陷之变。这一观点具有极高的临床实用价值。

后三部书皆短小精悍，字字珠玑，各有学术特色，是深入研究温病学术的重要参考，故附于此。

10. 《神农本草经》（附：《本草三家合注》）

《神农本草经》作为现存最早的中药学著作，于东汉时期集结整理成书，分 3 卷，载药 365 种，分上中下三品，文字简练古朴，将东汉之前零散的药学知识进行了系统总结，其中阐述的大部分中药学理论和配伍规则，以及提出的"七情和合"原则，是中医药药物学理论发展的源头。中国医学史上具有代表性的几部本草类著作，如《本草经集注》《新修本草》《证类本草》《本草纲目》等，都是基于《本草经》发展起来的。

《本草三家合注》，清·郭汝聪辑，6 卷，刊于公元 1803 年。本书系将张志聪《本草崇原》、叶桂《本草经辑要》及陈念祖《本草经读》三书注释予以合编，对深入学习研究《本草经》具有重要参考价值。

11. 《本草从新》

《本草从新》，清·吴仪洛撰，18 卷，刊于公元 1757 年。本书是在明末清初·汪昂所撰《本草备要》基础上重订而成，取其"卷帙不繁，而采辑甚广"之长，补其"杂采诸说，无所折衷，未免有承误之失"。全书载药 721 种，对药物真伪和同名药物性味、功用的不同，以及药物的修治等，都一一述及。本书分类仿《本草纲目》，较为简明实用，在近代本草学著作中流传较广，有很高的学习和临床参考价值。

12. 《医方集解》

《医方集解》，明末清初·汪昂撰，刊行于公元 1682 年，共 3 卷。本书搜集切合实用方剂 800 余首，分列 21 门，以《黄帝内经》理论学说为指导，以仲景学说为基础，裒合数十医家硕论名言，对所采集方剂予以诠释，每方论述包括适应证、药物组成、方义、服法及加减等，是一部影响深远的方剂专著。

13. 《古今医案按》

《古今医案按》，清·俞震著，成书于公元 1778 年，共 10 卷。本书按证列目，选辑历代名医医案，上至仓公，下至叶天士，共 60 余家，1060 余案，通过按语分析各家医案，对各家的学术思想择善而从；并结合自己的临床经验，析疑解惑，明确指出辨证与施治的关键所在，为研究前人医案难得佳著。章太炎先生曾说："中医之成绩，医案最著。欲求前人之经验心得，医案最有线索可寻。循此专研，事半功倍。"欲由中医理论学习而入临床实践，本书可为首选。

综上，"杏林传习十三经"丛书体量不大，而"理、法、方、药、针、案"齐备，且具有内在的学术逻辑关联性，而不是简单的图书拼盘，较为完整地涵盖了中医学术体系的核心内容。诸多中医前辈主张：经典学习，宜先读白文本，然后参阅各家注释，以免被各自一家之说纷扰而无所适从。无论中医从业者，还是中医爱好者；无论初涉杏林者，还是沉潜已久者；无论关注理论研讨，还是注重临床实用；无论深入学术研究，还是一时文化涉猎，都能从中获益良多。至于注释参阅之用，市面上多有各种注本，方便易得，尤其是电子文献检索极为快捷。至于深文大义，对于一部经典著作而言，可以是仁者见仁，智者见智，不宜以某家臆见为框囿。

中医学术现状，异彩纷呈，各有主张。现代中医学院教育体制，能够提供一种基础性学术训练，作为中医学术健康发展与有效沟通交流的基本共识，不可或缺。其不尽如人意处，近十多年来颇受诟病。尤其是在强调民间中医特长、传统师承优势的时候，学院教育就成了众矢之的。然而，取消学院教育，行吗？子曰："夷狄之有君，不若诸夏之亡也。"（《论语·八佾》）

想要主张一种学说，必要立起一面旗帜，为了吸引他人注意，就免不了言辞偏激。若是认定这些偏激言辞，则必然形成一种"刻板印象"，诸如"李东垣——补土"，"张从正——攻邪"，"朱丹溪——滋阴降火"，"吉益东洞——万病一毒"，"郑钦安——火神派——附子"，类似这种简化版的旗帜标榜，果然是其学术主张的本来面目吗？诚如清·郭云台所言："若夫医为司命，一己之得失工拙，而千百人之安危死生系之，是故病万变，药亦万变，活法非可言传，至当惟存恰好。倘惟沾沾焉执一人之说，守一家之学，传者偏而不举，习者复胶而不化，尚凉泻则虚寒者蒙祸，惯温补则实热者罹殃。"（《证治歌诀·序》）即便被尊崇为"火神派鼻祖"的郑钦安先生，也曾言辞无奈："人咸目余为'姜附先生'，……余非爱姜附，恶归地，功夫全在阴阳上打算耳！"

值得关注的是，近百年来，中医学术朝野颇有一种风气，对于中医自身理论阐述，显得有些底气不足，有意援引其他领域理论言辞以壮胆，或借现代科学，或借佛道性理。

借助现代科学，固然可以助力我国科技进步，如屠呦呦关于青蒿素的研究，毕竟现代科技已经深入各个角落、各个层面；若是意在借现代科学来支撑中医学术自信，则这般短暂而脆弱的学术自信，终究不能为中医学术进步提供坚实基础。

若是借助佛道性理，以图引领中医学术发展，这一条路决然行不通，或者引向虚玄空谈，并非中医学术发展的吉兆。毕竟这是一门应用技艺，宏观上关乎国计民生，微观上兼及实用、义理两端。正是由于中医具有的许多切于实用的理论和技术，才得以代代相传，绵延不绝；在义理受到本质性冲击与质疑时，借助其广泛的实用性，中医才能坚守自己的生存空间。

举例而言，受鉴真大和尚的深远影响，日本社会文化，尤其是主流精英阶层，受佛教思想浸染近千年。当然，医学也曾沉浸其中，直至18世纪初期，"时医皆剃发，着僧衣，拜僧官"；援引佛理以阐述医理，也曾是真实存在的历史事实。然而，"古方派"草创者之一后藤艮山"深非之，首植发"，影响所及，"门人及世医多幡达风，渐向正俗"（浅田宗伯著《皇国名医传》）。医学逐渐摒弃了玄言空论，转以临床实证为主流。

老子曰："大道甚夷，而人好径。"（《道德经·第五十三章》）中医学术理论体系，有其自身的学术理路，有其自洽的发展动机。解决学术传承问题，正如前文所述，经典学习是最基础性的入门路径，而临床实证是学术理论发展的不竭源泉。根基在此，坦途在此，何必他求？

行文已尽，窗外瑞雪飘飞，天地间苍茫一片，时值大寒交节第三天。再过十二天，节交立春，万物复苏。中医学术，亦如这般，阴阳更替，生生不息。

周鸿飞

2016 年 1 月 22 日，于郑州市第一人民医院

任应秋：如何学习《本草经》

一、《本草经》的内容

《本草经》的主要内容分两部分，即序录和诸品。

序录的性质，略同于总论，它泛述了辨识和运用药性的原理。

前四条，总说药分三品及选列365种的意义。正如它所说，上品药所以益气延年，中品药所以遏病补虚，下品药所以除邪破积。365种，正符合一年365日之数，说明用以防病、补虚、治疾的药物，是人们生活中不可一日或缺的。

第5、6两条，说明药物性格有单行、相须、相使、相畏、相恶、相反、相杀之不同，必须制其毒性，并使之君臣宣摄，阴阳配合地运用，才能发挥其效，而不致危害。

第7条，说药有寒热温凉四气，酸苦甘辛咸五味。气味之所在，即性用之所在。辨识气味是辨识药物最基本的工夫。至于药品的采集、炮制、真伪等，是直接影响药物质量的，所以都应该掌握其方法，以保证药物的质量。

第8条，阐述配合诸品而成方剂，则有为丸、为散、水煮、酒渍、膏煎等剂型之不同。由于要想发挥其不同的药效，才制成不同的剂型。如果所制的剂型不适合，便会直接影响药效，所以必须慎为考究，不得违越。

第9、10、11条，言治病遣药，总不宜迟延。治疗愈早，效果愈佳，迟则事倍而功半，亦即杜渐防微之旨意。药既是所以疗疾，则必须各随其寒热温凉之所宜，辨证施治，不能妄遣。既对证矣，还要严格地掌握其用量，病去即止，太过、不及，均不足以愈疾。

第12条，谈的是服药方法，病有在上、在下、在四肢、在骨髓之不同，服药因之而有饭前、饭后，空腹、饱满，或在晨、或在夜之各别。因为饥饱、晨夕既殊，气血营运、阴阳盛衰即各异。伺其机而服药，得其宜则效捷，失其宜则效疏矣。

最后一条，提出遣药必须随证变化，不能刻求株待。因为疾病的发生，内伤外感、阴阳虚实是极其复杂的，而且是传变多端的，如果徒执一方一药，实难以应无穷之病变。

是此短短的序录十三条，实言简而意赅，今日视之，仍不失为治本草学最精辟的理论。

陶氏录有的序录，只此十三条。诸辑本如孙、顾、刘等，虽复有附益，均不足以与此相比拟，为参考文献读可也。

各个辑本所载诸品药物，大体上是相同的，都出入于 365 种之间。唯因《证类本草》的黑白文略有紊乱，《本草纲目》亦颇多改易，故有部分药物于分品上下，以及去取之间，稍有出入。

二、《本草经》的读法

《本草经》所记载诸药的效用，是相当朴素的，是古代劳动人民，包括医药学家们，长期与疾病做斗争的最珍贵的记录。我们必须十分珍惜这一份可贵的遗产，认真学习，反复验证，反复总结，从而不断地整理提高，更好地掌握这些药物的疗效，为保障人民的健康而努力。为此，我提出以下阅读《本草经》的几点意见。

第一，批判地继承。前面已经谈到，《本草经》本是古代劳动人民珍贵的记录，但在历史发展过程中，却不幸被道家玄学者掺入一些不符合实际的邪词妄说。即以经中"上药一百二十种，多服久服不伤人"为说，在三品诸药里，具有"久服多服"明文的，有 150 余。除上品外，中品亦达 20 以上，即下品铅丹、莨菪子等，也说能"多服久服"，使非道家妄倡神仙服饵之说，实无法为之解释。又如经中"耐饥长年"、"轻身不老"、"延年神仙"诸语，在在皆是。人参、地黄之类，固无论矣；即硝石、龙胆、水银、莨菪诸药，亦复云云。尤其玉石诸品，其言"通神明"、"不老"、"轻身飞行千里仙"等，实难令人置信。因为炼丹家主要是用金石药，当然他们对金石药的夸大，便不惜费词了。这些东西，如果不批判它，信以为真，则《本草经》真是用不着读了。

第二，须做适当地校勘。由于《本草经》这书的辗转播迁，屡经损益，朱书墨字，黑底白文，其间的混糅舛错，不知凡几。所以从来辑《本草经》的，都做了一些校勘工作，因不经雠校，实无从辨其伪误异同之所在也。不过他们也受到时代条件的限制，其校勘的目的和方法，一心在如何恢复《本草经》的旧观。我们今日作校勘则反之，目的是在正确药物的名称、品种和效用，能更好地运用于治疗。

第三，精读序录。序录13条，实为治本草学最基本的知识，应该精细地阅读，深得其义而后已。止如张志聪所说："后人纂集药性，不明《本经》，但言某药治某病，某病须某药，不探其原，只言其治，是药用，非药性也。知其性而用之，则用之有本，神变无方。"（《本草崇原·序》）张志聪颇注意药性，较之仅知药用者要高明一些，所以他在《侣山堂类辨》中所论的"本草纲领"、"药性形名"、"草木不凋"、"四气逆从"等，亦无非是阐发药性而已。若序录，除总述了药性而外，从采集到配伍、服用，无所不包。若弃而弗治，仅斤斤于个别药品的作用，不仅为张志聪所讥，亦且无从入本草学之门。唯序录词简而意深，故陶弘景之按语，李时珍之集注，均必须参阅。陶氏按语今载《证类本草》中，李集注则见《本草纲目》卷一。至寇宗奭的《本草衍义》，前三卷载有"衍义总叙"三篇，亦为研习序录最好的读物，不可忽视。

第四，精选经注。《本草经》诸药，只是朴素地记载其效用，这种记载是宝贵的。因为它经历了悠久的历史时间，广大的群众应用，反复的经验总结，然后笔之于书，流传后世，用之无不验。可是，只知其然而不知其所以然，运用时便有很大的局限性。要明其所以然之理，便不能不借助于古代的注家。而注《本草经》的颇不乏人，唯明代海虞缪希雍著的《本草经疏》，实为注本中的佼佼者。缪氏书凡30卷，注疏药物400余种（包括《别录》诸品），每一药物的效用，均朴实而详尽地说明其所以效之理，不涉玄渺，不为肤浮，而又考之成方，以尽其变，附之简误，以知其忌。持论允而条理明，是则是而非则非。尤其一、二两卷有30余篇专论，均为治本草学的必具知识，不仅足补《本经》序录之不足，其中有独特发挥者亦不少。如能仔细地循序读之，必获益无既，洵非阿好也。他如张石顽的《本草逢原》四卷，从诸家方治以佐证《本经》诸品效验之理；张志聪的《本草崇原》三卷，从五运六气以阐发药品性味之宜；邹润安的《本经疏证》十二卷、《本经读疏》六卷、《本经序疏要》八卷，一本《伤寒》《金匮》《千金》《外台》诸方治，反复究诘诸药治验之所以。凡此都是注释《本草经》各有成就的，各取其所长，以补《本草经疏》之不逮，斯可也。

第五，熟背经文。《本草经》的文字，除去"延年不老"一类的修炼家术语外，其治验部分的记载，均朴实无华，允宜熟读烂背，临床运用时，斯有左右逢源之妙。为了便于诵读和记忆，可以把经文编为韵语。

目录

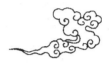

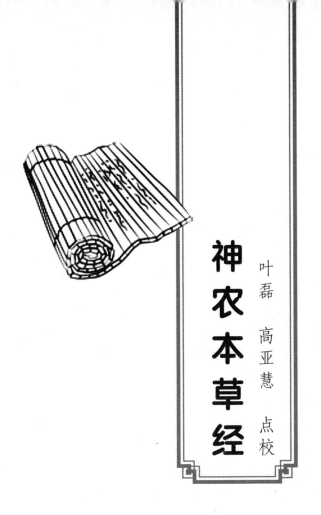

神农本草经

叶磊 高亚慧 点校

本书为河南省教育厅 2015 年度人文社会科学研究规划项目"利用电子书视听技术丰富中医古籍整理与使用模式的研究"（项目编号：2015 – GH – 408）课题成果之一

上　卷

　　上药，一百二十种，为君，主养命以应天，无毒，多服久服不伤人，欲轻身益气，不老延年者，本《上经》。

　　中药，一百二十种，为臣，主养性以应人，无毒有毒，斟酌其宜，欲遏病，补虚羸者，本《中经》。

　　下药，一百二十五种，为佐使，主治病以应地，多毒，不可久服，欲除寒热邪气，破积聚，愈疾者，本《下经》。

　　药有君臣佐使，以相宣摄。合和者，宜用一君、二臣、五佐，又可一君、三臣、九佐使也。

　　药有阴阳配合，子母兄弟，根茎花实，草石骨肉。有单行者，有相须者，有相使者，有相畏者，有相恶者，有相反者，有相杀者。凡此七情，和合视之，当用相须、相使者良，勿用相恶、相反者。若有毒宜制，可用相畏、相杀者，不尔，勿合用也。

　　药有酸咸甘苦辛五味，又有寒热温凉四气，及有毒无毒。阴干暴干，采治时日，生熟，土地所出，真伪陈新，并各有法。

　　药性有宜丸者，宜散者，宜水煮者，宜酒渍者，宜膏煎者，亦有一物兼宜者，亦有不可入汤酒者，并随药性，不得违越。

　　凡欲治病，先察其源，先候病机。五脏未虚，六腑未竭，血脉未乱，精神未散，服药必活。若病已成，可得半愈。病势已过，命将难全。

　　若用毒药疗病，先起如黍粟，病去，即止；不去，倍之；不去，十之。取去为度。

　　治寒以热药，治热以寒药。饮食不消，以吐下药。鬼注蛊毒，以毒药。痈肿疮瘤，以疮药。风湿，以风湿药。各随其所宜。

　　病在胸膈以上者，先食后服药；病在心腹以下者，先服药后食。病在四肢血脉者，宜空腹而在旦；病在骨髓者，宜饱满而在夜。

　　夫大病之主，有中风、伤寒、温疟、中恶霍乱、大腹水肿、肠澼下利、大小便不通、贲豚上气、咳逆、呕吐、黄疸、消渴、留饮、癖食、坚积癥瘕、惊邪、癫痫、鬼注、喉痹、齿痛、耳聋、目盲、金创、踒折、痈肿、恶疮、痔瘘、瘿瘤，男子五劳七伤、虚乏羸瘦，女子带下、崩中、血闭阴蚀，虫蛇蛊毒所伤。此皆大略宗兆，其间变动枝节，各宜依端绪以取之。

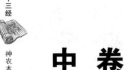

中 卷

玉石部上品

玉泉：味甘平。主五脏百病，柔筋强骨，安魂魄，长肌肉，益气。久服耐寒暑，不饥渴，不老，神仙。人临死服五斤，死三年，色不变。一名玉札。生山谷。

丹砂：味甘微寒。主身体五脏百病，养精神，安魂魄，益气，明目，杀精魅邪恶鬼。久服通神明，不老。能化为汞。生山谷。

水银：味辛寒。主疥瘙、痂疡、白秃，杀皮肤中虫虱，堕胎，除热。杀金银铜锡毒，熔化还复为丹。久服神仙，不死。生平土。

空青：味甘寒。主青盲、耳聋，明目，利九窍，通血脉，养精神。久服轻身，延年，不老。能化铜铁铅锡作金。生山谷。

曾青：味酸微寒。主目痛，止泪出，风痹，利关节，通九窍，破癥坚积聚。久服轻身，不老。能化金铜。生山谷。

白青：味甘平。主明目，利九窍，耳聋，心下邪气。令人吐，杀诸毒三虫。久服通神明，轻身，延年，不老。生山谷。

云母：味甘平。主身皮死肌，中风寒热如在车船上，除邪气，安五脏，益子精，明目。久服轻身，延年。一名云珠，一名云华，一名云英，一名云液，一名云砂，一名磷石。生山谷。

朴硝：味苦寒无毒。主百病，除寒热邪气，逐六腑积聚、结固留癖。能化七十二种石。炼饵服之，轻身，神仙。生山谷。

硝石：味苦寒。主五脏积热，胃胀闭，涤去畜结饮食，推陈致新，除邪气。炼之如膏，久服轻身。一名芒硝。生山谷。

矾石：味酸寒。主寒热泄利，白沃阴蚀，恶疮，目痛，坚骨齿。炼饵服之，轻身，不老，增年。一名羽涅。生山谷。

滑石：味甘寒。主身热泄澼，女子乳难，癃闭，利小便，荡胃中积聚寒热，益精气。久服轻身，耐饥，长年。生山谷。

紫石英：味甘温。主心腹咳逆邪气，补不足，女子风寒在子宫，绝孕十年无子。久服温中，轻身，延年。生山谷。

白石英：味甘微温。主消渴，阴痿不足，咳逆，胸膈间久寒，益气，除风湿痹。久服轻身，长年。生山谷。

青石、赤石、黄石、白石、黑石脂等：味甘平。主黄疸，泄利，肠澼脓血，阴蚀，下血赤白，邪气，痈肿，疽痔，恶疮，头疡，疥瘙。久服补髓益气，肥健，不饥，轻身，延年。五石脂，各随五色补五脏。生山谷。

太一禹余粮：味甘平。主咳逆上气，癥瘕，血闭，漏下，除邪气。久服耐寒暑，不饥，轻身，飞行千里，神仙。一名石脑。生山谷。

禹余粮：味甘寒。主咳逆，寒热，烦满，下利赤白，血闭，癥瘕，大热。炼饵服之，不饥，轻身，延年。生池泽。

雄黄：味苦平。主寒热鼠瘘，恶疮，疽痔，死肌，杀精物、恶鬼、邪气、百虫毒，胜五兵。炼食之，轻身，神仙。一名黄食石。生山谷。

玉石部中品

石胆：味酸微寒。主明目，目痛，金创，诸痫痉，女子阴蚀痛，石淋寒热，崩中下血，诸邪毒气，令人有子。炼饵服之，不老，久服增寿，神仙。能化铁为铜，成金银。一名毕石，生山谷。

石钟乳：味甘温。主咳逆上气，明目益精，安五脏，通百节，利九窍，下乳汁。生山谷。

雌黄：味辛平。主恶疮、头秃、痂疥，杀毒虫虱，身痒，邪气，诸毒。炼之久服，轻身，增年，不老。生山谷。

殷孽：味辛温。主烂伤瘀血，泄利寒热，鼠瘘，癥瘕结气。一名姜石。生山谷。

孔公孽：味辛温。主伤食不化，邪结气，恶疮疽，瘘痔，利九窍，下乳汁。生山谷。

石硫黄：味酸温有毒。主妇人阴蚀，疽痔，恶血，坚筋骨，除头秃，能化金银铜铁奇物。生山谷。

阳起石：味咸微温。主崩中漏下，破子藏中血，癥瘕结气，寒热腹痛，无子，阴痿不起，补不足。一名白石。生山谷。

凝水石：味辛寒。主身热，腹中积聚邪气，皮中如火烧，烦满。水饮之。久服不饥。一名白水石。生山谷。

慈石：味辛寒。主周痹风湿，肢节中痛不可持物，洗洗酸痟，除大热烦满及耳聋。一名玄石。生山谷。

理石：味辛寒。主身热，利胃解烦，益精明目，破积聚，去三虫。一名立制石。生山谷。

长石：味辛寒。主身热，四肢寒厥，利小便，通血脉，明目，去翳眇，去三虫，杀蛊毒。久服不饥。一名方石。生山谷。

肤青：味辛平。主蛊毒、蛇毒、菜肉诸毒，恶疮。一名推青。生山谷。

铁落：味辛平。主风热、恶疮疡、疽疮、痂疥，气在皮肤中。铁，主坚肌耐痛。铁精，主明目，化铜。生平泽。

玉石部下品

石膏：味辛微寒。主中风寒热，心下逆气，惊喘，口干舌焦，不得息，腹中坚痛，除邪鬼，产乳，金创。生山谷。

青琅玕：味辛平。主身痒、火创、痈伤、疥瘙、死肌。一名石珠。生平泽。

礜石：味辛有毒。主寒热鼠瘘，蚀疮，死肌，风痹，腹中坚癖，邪气，除热。一名青分石，一名立制石，一名固羊石。生山谷。

代赭石：味苦寒。主鬼注、贼风、蛊毒，杀精物恶鬼，腹中毒邪气，女子赤沃漏下。一名须丸。生山谷。

卤盐：味苦咸寒。主大热，消渴，狂烦，除邪，及吐下蛊毒，柔肌肤。大盐，令人吐。戎盐，主明目，目痛，益气，坚肌骨，去蛊毒。生池泽。

白垩：味苦温。主女子寒热癥瘕、月闭、积聚，阴肿痛，漏下，无子。生山谷。

铅丹：味辛微寒。主咳逆，胃反，惊痫，癫疾，除热，下气。炼化还成九光。久服通神明。生平泽。

粉锡：味辛寒。主伏尸，毒螫，杀三虫。锡铜镜鼻，主女子血闭，癥瘕伏肠，绝孕。一名解锡。生山谷。

石灰：味辛温。主疽疡疥瘙，热气恶疮，癫疾，死肌，堕眉，杀痔虫，去黑子、息肉。一名恶灰。生山谷。

冬灰：味辛微温。主黑子，去疣息肉，疽蚀疥瘙。一名藜灰。生川泽。

草部上品

青芝：味酸平。主明目，补肝气，安精魂，仁恕。久食轻身，不老，延年，神仙。一名龙芝。生山谷。

赤芝：味苦平。主胸中结，益心气，补中，增智慧，不忘。久食轻身，不老，延年，神仙。一名丹芝。生山谷。

黄芝：味甘平。主心腹五邪，益脾气，安神，忠信和乐。久食轻身，不老，延年，神仙。一名金芝。生山谷。

白芝：味辛平。主咳逆上气，益肺气，通利口鼻，强志意勇悍，安魄。久食轻身，不老，延年，神仙。一名玉芝。生山谷。

黑芝：味咸平。主癃，利水道，益肾气，通九窍，聪察。久食轻身，不老，延年，神仙。一名玄芝。生山谷。

紫芝：味甘温。主耳聋，利关节，保神，益精气，坚筋骨，好颜色。久食轻身，不老，延年，神仙。一名木芝。生山谷。

天门冬：味苦平，主诸暴风湿偏痹，强骨髓，杀三虫，去伏尸。久服轻身，益气，延年。一名颠勒。生山谷。

术：味苦温。主风寒湿痹、死肌、痉、疸，止汗，除热，消食，作煎饵。久服轻身，延年，不饥。一名山蓟。生山谷。

女萎：味甘平。主中风暴热，不能动摇，跌筋结肉，诸不足。久服去面䵟，好颜色，润泽，轻身，不老。生川谷。

干地黄：味甘寒。主折跌绝筋伤中，逐血痹，填骨髓，长肌肉。作汤，除寒热积聚，除痹。生者尤良。久服轻身，不老。一名地髓。生川泽。

菖蒲：味辛温。主风寒湿痹，咳逆上气，开心孔，补五脏，通九窍，明耳目，出音声。久服轻身，不忘，不迷惑，延年。一名昌阳。生池泽。

远志：味苦温。主咳逆伤中，补不足，除邪气，利九窍，益智慧，耳目聪明，不忘，强智，倍力。久服轻身，不老。叶名小草。一名棘菀，一名葽绕，一名细草。生川谷。

泽泻：味甘寒。主风寒湿痹，乳难，消水，养五脏，益气力，肥健。久服耳目聪明，不饥，延年，轻身，面生光，能行水上。一名水泻，一名芒芋，一名鹄泻。生池泽。

薯蓣：味甘微温。主伤中，补虚羸，除寒热邪气，补中益气力，长肌肉。久服耳目聪明，轻身，不饥，延年。一名山芋。生山谷。

菊花：味苦平。主头风，头眩肿痛，目欲脱，泪出，皮肤死肌，恶风湿痹。久服利血气，轻身，耐老，延年。一名节华。生川泽。

甘草：味甘平。主五脏六腑寒热邪气，坚筋骨，长肌肉，倍力，金创肿，解毒，久服轻身，延年。生川谷。

人参：味甘微寒。主补五脏，安精神，定魂魄，止惊悸，除邪气，明目，开心，益智。一名人衔，一名鬼盖。生山谷。

石斛：味甘平。主伤中，除痹，下气，补五脏虚劳羸瘦，强阴。久服厚肠胃，轻身，延年。一名林兰。生山谷。

石龙芮：味苦平。主风寒湿痹，心腹邪气，利关节，止烦满。久服轻身，明目，不老。一名鲁果能，一名地椹。生川泽。

牛膝：味苦平。主寒湿痿痹，四肢拘挛，膝痛不可屈伸，逐血气，伤热火烂，堕胎。久服轻身，耐老。一名百倍。生川谷。

独活：味苦平无毒。主风寒所击，金创，止痛，贲豚，痫，痉，女子疝瘕。久服轻身，耐老。一名羌活，一名羌青，一名护羌使者。生川谷。

升麻：味甘平。主解百毒，杀百精老物殃鬼，辟温疫、瘴邪、蛊毒。久服不夭，轻身，长年。一名周麻。生山谷。

柴胡：味苦平。主心腹肠胃中结气，饮食积聚，寒热邪气，推陈致新，久服轻身，明目，益精。一名地薰。生川谷。

防葵：味辛寒。主疝瘕肠泄，膀胱热结，溺不下，咳逆，温疟，癫痫，惊邪狂走。久服坚骨髓，益气，轻身。一名黎盖。生川谷。

薯实：味苦平。主阴痿，益气，充肌肤，明目，聪慧，先知。久服不饥，不老，轻身。生川谷。

菴茼子：味苦微温无毒。主五脏瘀血，腹中水气，胪胀留热，风寒湿痹，身体诸痛。久服轻身，延年，不老。生川谷。

薏苡仁：味甘微寒。主筋急拘挛，不可屈伸，风湿痹，下气。久服轻身，益气。其根，下三虫。一名解蠡。生平泽。

车前子：味甘寒无毒。主气癃，止痛，利水道小便，除湿痹。久服轻身，耐老。一名当道。生平泽。

蒺藜子：味辛酸温无毒。主明目，目痛泪出，除痹，补五脏，益精光。久服轻身，不老。一名蒺藜，一名大蒺，一名马辛。生山泽。

茺蔚子：味辛微温。主明目，益精，除水气。久服轻身。茎，主瘾疹痒，可作汤浴。一名益母，一名益明，一名大札。生池泽。

木香：味辛温。主邪气，辟毒疫温鬼，强志，主淋露。久服，不梦寤魇寐。生山谷。

龙胆：味苦寒。主骨间寒热，惊痫邪气，续绝伤，定五脏，杀蛊毒。久服益智，不忘，轻身，耐老。一名陵游。生山谷。

菟丝子：味辛平。主续绝伤，补不足，益气力，肥健人。汁，去面䵣。久服明目，轻身，延年。一名菟芦。生山谷。

巴戟天：味辛微温。主大风邪气，阴痿不起，强筋骨，安五脏，补中，增志，益气。生山谷。

白英：味甘寒。主寒热、八疸、消渴，补中益气。久服轻身，延年。一名縠菜。生山谷。

白蒿：味甘平。主五脏邪气，风寒湿痹，补中益气，长毛发令黑，疗心悬，少食常饥。久服轻身，耳目聪明，不老。生川泽。

地肤子：味苦寒。主膀胱热，利小便，补中，益精气。久服耳目聪明，轻身，耐老。一名地葵。生平泽。

石龙刍：味苦微寒。主心腹邪气，小便不利，淋闭，风湿，鬼注，恶毒。久服补虚羸，轻身，耳目聪明，延年。一名龙须，一名草续断，一名龙珠。生山谷。

络石：味苦温。主风热死肌，痈伤，口干舌焦，痈肿不消，喉舌肿，水浆不下。久服轻身，明目，润泽，好颜色，不老，延年。一名石鲮，生川谷。

黄连：味苦寒无毒。主热气目痛，眦伤泣出，明目，肠澼腹痛下利，妇人阴中肿痛。久服令人不忘。一名王连。生川谷。

王不留行：味苦平。主金创，止血，逐痛，出刺，除风痹内寒。久服轻身，耐老，增寿。生山谷。

蓝实：味苦寒。主解诸毒，杀蛊蚑、注鬼、螫毒。久服头不白，轻身。生平泽。

景天：味苦酸平。主大热火创，身热烦，邪恶气。花，主女人漏下赤白，轻身，明目。一名戒火，一名慎火。生川谷。

天名精：味甘寒。主瘀血血瘕欲死，下血，止血，利小便。久服轻身，耐老。一名麦句姜，一名虾蟆蓝，一名豕首。生川泽。

蒲黄：味甘平。主心腹膀胱寒热，利小便，止血，消瘀血。久服轻身，益气力，延年，神仙。生池泽。

香蒲：味甘平。主五脏心下邪气，口中烂臭，坚齿，明目，聪耳。久服轻身，耐老。一名睢。生池泽。

兰草：味辛平。主利水道，杀蛊毒，辟不祥。久服益气，轻身，不老，通神明。一名水香。生池泽。

决明子：味咸平。主青盲，目淫肤赤白膜，眼赤痛泪出。久服益精光，轻身。生川泽。

云实：味辛微温。主泄利肠澼，杀虫蛊毒，去邪恶结气，止痛，除寒热。花，主见鬼精物，多食令人狂走。久服轻身，通神明。生川谷。

黄芪：味甘微温。主痈疽久败疮，排脓止痛，大风癞疾，五痔鼠瘘，补虚，小儿百病。一名戴糁。生山谷。

蛇床子：味苦平。主妇人阴中肿痛，男子阴痿湿痒，除痹气，利关节，癫痫，恶疮。久服轻身。一名蛇粟，一名蛇米。生川谷。

漏芦：味苦咸寒。主皮肤热，恶疮，疽痔，湿痹，下乳汁。久服轻身，益气，耳目聪明，不老，延年。一名野兰。生山谷。

茜根：味苦寒。主寒湿风痹，黄疸，补中。生山谷。

旋花：味甘温。主益气，去面黚，色媚好。根，主腹中寒热邪气，利小便。久服不饥，轻身。一名筋根华，一名金沸。生平泽。

白兔藿：味苦平。主蛇虺、蜂虿、猘狗、菜、肉、蛊毒，鬼注。一名白葛。生山谷。

青襄：味甘寒。主五脏邪气，风寒湿痹，益气，补脑髓，坚筋骨。久服耳目聪明，不饥，不老，增寿。巨胜苗也。生川谷。

当归：味甘温无毒。主咳逆上气，温疟寒热洗洗在皮肤中，妇人漏下绝子，诸恶疮疡，金创，煮饮之。一名乾归。生川谷。

草部中品

赤箭：味辛温。主杀鬼精物，蛊毒恶气。久服益气力，长阴，肥健，轻身，增年。一名离母，一名鬼督邮。生川谷。

麦门冬：味甘平。主心腹结气，伤中伤饱，胃络脉绝，羸瘦短气。久服轻身，不老，不饥。生川谷。

卷柏：味辛平。主五脏邪气，女子阴中寒热痛，癥瘕，血闭，绝子。久服轻身，和颜色。一名万岁。生山谷。

肉苁蓉：味甘微温。主五劳七伤，补中，除茎中寒热痛，养五脏，强阴，益精气，多子，妇人癥瘕。久服轻身。生山谷。

蒺藜子：味苦温。主恶血，破癥结积聚，喉痹，乳难。久服长肌肉，明目，轻身。一名旁通，一名屈人，一名止行，一名犲羽，一名升推。生平泽。

防风：味甘温无毒。主大风，头眩痛，目盲无所见，风行周身，骨节疼痛，烦满。久服轻身。一名铜芸。生川泽。

沙参：味苦微寒无毒。主血积，惊气，除寒热，补中，益肺气。久服利人。一名知母。生川谷。

芎𧄹：味辛温无毒。主中风入脑头痛，寒痹筋挛缓急，金创，妇人血闭无子。生川谷。

蘪芜：味辛温。主咳逆，定惊气，辟邪恶，除蛊毒鬼注，去三虫。久服通神。一名薇芜。生川泽。

续断：味苦微温。主伤寒，补不足，金创痈伤折跌，续筋骨，妇人乳难。久服益气力。一名龙豆，一名属折。生山谷。

茵陈蒿：味苦平无毒。主风湿寒热邪气，热结黄疸。久服轻身，益气，耐老。生丘陵坡岸上。

五味：味酸温。主益气，咳逆上气，劳伤羸瘦，补不足，强阴，益男子精。生山谷。

秦艽：味苦平。主寒热邪气，寒湿风痹，肢节痛，下水，利小便。生山谷。

黄芩：味苦平。主诸热黄疸，肠澼泄利，逐水，下血闭，恶疮疽蚀，火疡。一名腐肠。生川谷。

芍药：味苦平。主邪气腹痛，除血痹，破坚积寒热疝瘕，止痛，利小便，益气。生川谷。

干姜：味辛温。主胸满咳逆上气，温中止血，出汗，逐风湿痹，肠澼下利。生者尤良。久服去臭气，通神明。生川谷。

藁本：味辛微温。主妇人疝瘕，阴中寒肿痛，腹中急，除风头痛，长肌肤，悦颜色。一名鬼卿，一名地新。生山谷。

麻黄：味苦温无毒。主中风伤寒头痛，温疟，发表出汗，去邪热气，止咳逆上气，除寒热，破癥坚积聚。一名龙沙。生山谷。

葛根：味甘平。主消渴，身大热，呕吐，诸痹，起阴气，解诸毒。葛谷，主下利十岁以上。一名鸡齐根。生川谷。

知母：味苦寒无毒。主消渴热中，除邪气，肢体浮肿，下水，补不足，益气。一名蚳母，一名连母，一名野蓼，一名地参，一名水参，一名水浚，一名货母，一名蝭母。生川谷。

贝母：味辛平。主伤寒烦热，淋沥邪气，疝瘕，喉痹，乳难，金创风痉。一名空草。

栝楼：味苦寒。主消渴，身热烦满，大热，补虚安中，续绝伤。一名地楼。生川谷及山阴。

丹参：味苦微寒无毒。主心腹邪气，肠鸣幽幽如走水，寒热积聚，破癥除瘕，止烦满，益气。一名郄蝉草。生山谷。

玄参：味苦微寒无毒。主腹中寒热积聚，女子产乳余疾，补肾气，令人目明。一名重台。生川谷。

苦参：味苦寒。主心腹结气，疝瘕积聚，黄疸，溺有余沥，逐水，除痈肿，补中，明目止泪。一名水槐，一名叫苦藏。生山谷及田野。

狗脊：味苦平。主腰背强，关机缓急，周痹，寒湿膝痛，颇利老人。一名百枝。生川谷。

萆薢：味苦平。主腰背痛，强骨节，风寒湿周痹，恶疮不瘳，热气。

生山谷。

通草：味辛平。主去恶虫，除脾胃寒热，通利九窍、血脉、关节，令人不忘。一名阔支。生山谷。

瞿麦：味苦寒。主关格，诸癃结，小便不通，出刺，决痈肿，明目去翳，破胎堕子，下闭血。一名巨句麦。生川谷。

败酱：味苦平。主暴热火疮赤气，疥瘙，疽痔，马鞍热气。一名鹿肠。生川谷。

白芷：味辛温。主女人漏下赤白，血闭，阴肿寒热，头风侵目泪出，长肌肤，润泽，可作面脂。一名芳香。生川谷。

杜若：味辛微温。主胸胁下逆气，温中，风入脑户，头肿痛，多涕泪出。久服益精，明目，轻身。一名杜蘅。生川泽。

紫草：味苦寒。主心腹邪气，五疸，补中益气，利九窍，通水道。一名紫丹，一名紫芙，一名地血。生山谷。

紫菀：味苦温。主咳逆上气，胸中寒热结气，去蛊毒，痿蹷，安五脏。生山谷。

白鲜：味苦寒。主头风，黄疸，咳逆，淋沥，女子阴中肿痛，湿痹死肌，不可屈伸起止行步。生川谷。

薇衔：味苦平。主风湿痹，历节痛，惊痫吐舌，悸气贼风，鼠瘘痈肿。一名糜衔。生川泽。

白薇：味苦平。主暴中风，身热肢满，忽忽不知人，狂惑，邪气寒热酸疼，温疟洗洗，发作有时。生川泽。

菜耳实：味甘温。主风头寒痛，风湿周痹，四肢拘挛痛，恶肉死肌。久服益气，耳目聪明，强志，轻身。一名胡菜，一名地葵。生川谷。

茅根：味甘寒。主劳伤虚羸，补中益气，除瘀血，血闭寒热，利小便。其苗，主下水。一名兰根，一名茹根。生山谷。

酸浆：味酸平。主热烦满，定志益气，利水道。产难，吞其实，立产。一名酢浆。生川泽。

淫羊藿：味辛寒。主阴痿绝伤，茎中痛，利小便，益气力，强志。一名刚前。生山谷。

蠡实：味甘平。主皮肤寒热，胃中热气，风寒湿痹，坚筋骨，令人嗜食。久服轻身。花、叶，去白虫。一名剧草，一名三坚，一名豕首。生川谷。

款冬：味辛温。主咳逆上气，善喘，喉痹，诸惊痫，寒热邪气。一名橐吾，一名颗东，一名虎须，一名菟奚。生山谷。

防己：味辛平。主风寒温疟热气，诸痫，除邪，利大小便。一名解离。生川谷。

女菀：味辛温。主风寒洗洗，霍乱泄痢，肠鸣上下无常处，惊痫寒热百疾。生川谷。

泽兰：味苦微温无毒。主乳妇衄血，中风余疾，大腹水肿，身面四肢浮肿，骨节中水，金创，痈肿疮脓。一名虎兰，一名龙枣。生池泽。

地榆：味苦微寒。主妇人乳痓痛，七伤，带下病，止痛，除恶肉，止汗，疗金创。生山谷。

王孙：味苦平无毒。主五脏邪气，寒湿痹，四肢疼酸，膝冷痛。生川谷。

爵床：味咸寒。主腰脊痛，不得著床，俯仰艰难，除热，可作浴汤。生山谷。

马先蒿：味苦平。主寒热鬼注，中风湿痹，女子带下病，无子。一名马矢蒿。生川泽。

蜀羊泉：味苦微寒。主头秃，恶疮热气，疥瘙痂癣虫，疗龋齿。生川谷。

积雪草：味苦寒，主大热，恶疮痈疽，浸淫赤熛，皮肤赤，身热。生川谷。

垣衣：味酸无毒。主黄疸，心烦咳逆，血气暴热在肠胃，金创内寒。久服补中益气，长肌，好颜色。一名昔邪，一名乌韭，一名垣嬴，一名天韭，一名鼠韭。生古垣墙阴或屋上。

水萍：味辛寒。主暴热身痒，下水气，胜酒，长须发，止消渴。久服轻身。一名水华。生池泽。

海藻：味苦寒。主瘿瘤气，颈下核，破散结气，痈肿，癥瘕坚气，腹中上下鸣，下十二水肿。一名落首。生池泽。

桔梗：味苦微温无毒。主胸胁痛如刀刺，腹满肠鸣幽幽，惊恐悸气。生山谷。

旋覆花：味咸温。主结气，胁下满，惊悸，除水，去五脏间寒热，补中下气。一名金沸草，一名盛椹。生川谷。

蛇含：味苦微寒。主惊痫，寒热邪气，除热，金创，疽痔，鼠瘘，恶疮，头疡。一名蛇衔。生山谷。

假苏：味辛温。主寒热鼠瘘，瘰疬生疮，破结聚气，下瘀血，除湿痹。一名鼠蓂。生川泽。

草部下品

营实：味酸温。主痈疽恶疮，结肉跌筋，败疮热气，阴蚀不瘳，利关节。一名墙薇，一名墙麻，一名牛棘。生山谷。

牡丹：味辛寒。主寒热中风，瘈疭，痉，惊痫邪气，除癥坚瘀血留舍肠胃，安五脏，疗痈疮。一名鹿韭，一名鼠姑。生山谷。

石韦：味苦平。主劳热邪气，五癃闭不通，利小便水道。一名石䩾。生山谷石上。

百合：味甘平。主邪气腹胀心痛，利大小便。补中益气。生川谷。

紫参：味苦寒。主心腹积聚，寒热邪气，通九窍，利大小便。一名牡蒙。生山谷。

王瓜：味苦寒。主消渴内痹，瘀血月闭，寒热酸疼，益气愈聋。一名土瓜。生平泽。

大黄：味苦寒有毒。主下瘀血，血闭寒热，破癥瘕积聚，留饮宿食，荡涤肠胃，推陈致新，通利水谷，调中化食，安和五脏。生山谷。

甘遂：味苦寒有毒。主大腹疝瘕，腹满，面目浮肿，留饮宿食，破癥坚积聚，利水谷道。一名主田。生川谷。

葶苈：味辛寒。主癥瘕积聚结气，饮食寒热，破坚逐邪，通利水道。一名大室，一名大适。生平泽及田野。

芫华：味苦温有毒。主咳逆上气，喉鸣喘，咽肿气短，蛊毒鬼疟，疝瘕痈肿，杀虫鱼。一名去水。生川谷。

泽漆：味苦微寒。主皮肤热，大腹水气，四肢面目浮肿，丈夫阴气不足。生川泽。

大戟：味苦寒。主蛊毒十二水，腹满急痛，积聚，中风，皮肤疼痛，吐逆。一名邛钜。

荛华：味苦寒。主伤寒温疟，下十二水，破积聚大坚癥瘕，荡涤肠胃中留癖饮食，寒热邪气，利水道。生川谷。

钩吻：味辛温。主金创乳痓，中恶风，咳逆上气，水肿，杀鬼注蛊毒。一名冶葛。生山谷。

藜芦：味辛寒有毒。主蛊毒，咳逆，泄痢肠澼，头疡疥瘙恶疮，杀诸虫毒，去死肌。一名葱苒。生山谷。

乌头：味辛温有毒。主中风，恶风洗洗，出汗，除寒湿痹，咳逆上气，破积聚寒热。其汁煎之，名射罔，杀禽兽。一名奚毒，一名即子，一名乌喙。生山谷。

天雄：味辛温。主大风寒湿痹，历节痛，拘挛缓急，破积聚，邪气，金创，强筋骨，轻身健行。一名白幕。生山谷。

附子：味辛温有毒。主风寒咳逆邪气，温中，金创，破癥坚积聚，血瘕，寒湿踒躄拘挛，膝痛不能行步。生山谷。

羊踯躅：味辛温有毒。主贼风在皮肤中淫淫痛，温疟，恶毒，诸痹。生川谷。

茵芋：味苦温。主五脏邪气，心腹寒热，羸瘦，如疟状，发作有时，诸关节风湿痹痛。生川谷。

射干：味苦平。主咳逆上气，喉痹咽痛不得消息，散结气，腹中邪逆，食饮大热。一名乌扇，一名乌蒲。生川谷。

鸢尾：味苦平。主蛊毒邪气，鬼注诸毒，破癥瘕积聚，去水，下三虫。生山谷。

贯众：味苦微寒有毒。主腹中邪热气，诸毒，杀三虫。一名贯节，一名贯渠，一名百头，一名虎卷，一名扁苻。生山谷。

飞廉：味苦平。主骨节热，胫重酸疼。久服令人身轻。一名飞轻。生川泽。

半夏：味辛平。主伤寒寒热，心下坚，下气，喉咽肿痛，头眩，胸胀咳逆，肠鸣，止汗。一名地文，一名水玉。生川谷。

虎掌：味苦温无毒。主心痛，寒热结气，积聚伏梁，伤筋痿拘缓，利水道。生山谷。

莨菪子：味苦寒。主齿痛，出虫，肉痹拘急，使人健行，见鬼，多食令人狂走。久服轻身，走及奔马，强志，益力，通神。一名横唐。生川谷。

蜀漆：味辛平有毒。主疟及咳逆寒热，腹中癥坚痞结，结聚邪气，蛊毒鬼注。生川谷。

恒山：味苦寒。主伤寒寒热，热发温疟，鬼毒，胸中痰结，吐逆。一名瓦草。生川谷。

青葙：味苦微寒。主邪气，皮肤中热，风瘙身痒，杀三虫。子，名草决明，疗唇口青。一名草蒿，一名萋蒿。生平谷。

狼牙：味苦寒有毒。主邪气热气，疥瘙恶疡疮痔，去白虫。一名牙子。生川谷。

白蔹：味苦平。主痈肿疽疮，散结气，止痛除热，目中赤，小儿惊痫，温疟，女子阴中肿痛。一名菟核，一名白草。生山谷。

白及：味苦平。主痈肿恶疮败疽，伤阴，死肌，胃中邪气，贼风鬼击，痱缓不收。一名甘根，一名连及草。生川谷。

草蒿：味苦寒。主疥瘙痂痒恶疮，杀虱，留热在骨节间，明目。一名青蒿，一名方溃。生川泽。

雚菌：味咸平。主心痛，温中，去长虫、白癣、蛲虫，蛇螫毒，癥瘕，诸虫。一名雚芦。生池泽。

连翘：味苦平。主寒热鼠瘘，瘰疬痈肿，恶疮瘿瘤，结热蛊毒。一名异翘，一名兰华，一名折根，一名轵，一名三廉。生山谷。

白头翁：味苦温无毒。主温疟，狂易，寒热，癥瘕积聚，瘿气，逐血止痛，疗金创。一名野丈人，一名胡王使者。生川谷。

茼茹：味酸咸有毒。主蚀恶肉，败疮，死肌，杀疥虫，排脓恶血，除大风热气，善忘不乐。生川谷。

羊桃：味苦寒。主熛热身暴赤色，风水积聚，恶疡，除小儿热。一名鬼桃，一名羊肠。生川谷。

羊蹄：味苦寒。主头秃疥瘙，除热，女子阴蚀。一名东方宿，一名连虫陆，一名鬼目。生川泽。

鹿藿：味苦平。主蛊毒，女子腰腹痛不乐，肠痈，瘰疬，疡气。生山谷。

牛扁：味苦微寒。主身皮疮热气，可作浴汤。杀牛虱小虫，又疗牛病。生川谷。

陆英：味苦寒。主骨间诸痹，四肢拘挛疼酸，膝寒痛，阴痿，短气不足，脚肿。生川谷。

蓋草：味苦平。主久咳上气喘逆，久寒惊悸，痂疥，白秃，疡气，杀皮肤小虫。生川谷。

夏枯草：味苦辛寒。主寒热瘰疬，鼠瘘头疮，破癥，散瘿结气，脚肿湿痹。轻身。一名夕句，一名乃东。生川谷。

乌韭：味甘寒。主皮肤往来寒热，利小肠、膀胱气。生山谷。

蚤休：味苦微寒。主惊痫摇头弄舌，热气在腹中，癫疾，痈疮阴蚀，下三虫，去蛇毒。一名螫休。生川谷。

石长生：味咸微寒。主寒热恶疮大热，辟鬼气不祥。一名丹草。生山谷。

狼毒：味辛平。主咳逆上气，破积聚，饮食寒热水气，恶疮鼠瘘疽蚀，鬼精蛊毒，杀飞鸟走兽。一名续毒。生山谷。

鬼臼：味辛温。主杀蛊毒鬼注精物，辟恶气不祥，逐邪，解百毒。一名爵犀，一名马目毒公，一名九臼。生山谷。

萹蓄：味苦平。主浸淫，疥瘙，疽痔，杀三虫。生山谷。

商陆：味辛平。主水胀，疝瘕痹，熨除痈肿，杀鬼精物。一名荡根，一名夜呼。生川谷。

女青：味辛平。主蛊毒，逐邪恶气，杀鬼温疟，辟不祥。一名雀瓢。生山谷。

姑活：味甘温。主大风邪气，湿痹寒痛。久服轻身，益寿，耐老。一名冬葵子。生川泽。

别羁：味苦微温。主风寒湿痹，身重，四肢疼酸，寒邪气，历节痛。生川谷。

石下长卿：味咸平。主鬼注精物，邪恶气，杀百精蛊毒，老魅注易，亡走啼哭，悲伤恍惚。一名徐长卿。生池泽。

翘根：味苦寒。主下热气，益阴精，令人面悦好，明目。久服轻身，耐老。生平泽。

屈草：味苦微寒。主胸胁下痛，邪气，肠间寒热，阴痹。久服轻身，益气，耐老。生川泽。

木部上品

茯苓：味甘平。主胸胁逆气，忧恚惊恐，心下结痛，寒热烦满咳逆，口焦舌干，利小便。久服安魂养神，不饥，延年。一名茯菟。生山谷。

松脂：味苦温。主痈疽恶疮，头疡白秃，疥瘙风气，安五脏，除热。久服轻身，延年。一名松膏，一名松肪。生山谷。

柏实：味甘平。主惊悸，安五脏，益气，除风湿痹。久服令人润泽美色，耳目聪明，不饥，不老，轻身，延年。生山谷。

箘桂：味辛温。主百病，养精神，和颜色，为诸药先娉通使。久服轻身，不老，面生光华媚好，常如童子。生山谷。

牡桂：味辛温。主上气咳逆结气，喉痹吐吸，利关节，补中益气。久服通神，轻身，不老。生山谷。

杜仲：味辛平。主腰膝痛，补中，益精气，坚筋骨，强志，除阴下痒湿，小便余沥。久服轻身，耐老。一名思仙。生山谷。

蔓荆实：味苦微寒。主筋骨间寒热，湿痹拘挛，明目坚齿，利九窍，去白虫。久服轻身，耐老。小荆实亦等。生山谷。

女贞实：味苦平。主补中，安五脏，养精神，除百疾。久服肥健，轻身，不老。生川谷。

桑上寄生：味苦平。主腰痛，小儿背强，痈肿，安胎，充肌肤，坚齿发，长须眉。其实，明目，轻身，通神。一名寄屑，一名寓木，一名宛童。生山谷。

蕤核：味甘平无毒。主心腹邪结气，明目，目赤痛伤泪出。久服轻身，益气，不饥。生川谷。

蘗木：味苦寒。主五脏肠胃中结气热，黄疸，肠痔，止泄利，女子漏下赤白，阴阳蚀疮。根，一名檀桓。生山谷。

辛夷：味辛温。主五脏身体寒热，风头脑痛，面䵟。久服下气，轻身，明目，增年，耐老。一名辛矧，一名侯桃，一名房木。生川谷。

榆皮：味甘平。主大小便不通，利水道，除邪气。久服轻身，不饥。其实尤良。一名零榆。生山谷。

酸枣：味酸平。主心腹寒热邪结气，四肢酸疼，湿痹。久服安五脏，轻身，延年。生川泽。

槐实：味苦寒。主五内邪气热，止涎唾，补绝伤，五痔火疮，妇人乳瘕，子脏急痛。生平泽。

枸杞：味苦寒。主五内邪气，热中消渴，周痹。久服坚筋骨，轻身，耐老。一名杞根，一名地骨，一名枸忌，一名地辅。生平泽。

橘柚：味辛温。主胸中瘕热逆气，利水谷。久服去口臭，下气，通神。一名橘皮。生川谷。

木部中品

干漆：味辛温无毒。主绝伤，补中，续筋骨，填髓脑，安五脏，五缓六急，风寒湿痹。生漆，去长虫。久服轻身，耐老。生川谷。

木兰：味苦寒。主身大热在皮肤中，去面热赤疱酒皶，恶风癫疾，阴下痒湿，明目。一名林兰。生山谷。

龙眼：味甘平。主五脏邪气，安志，厌食。久服强魂，聪明，轻身，不老，通神明。生山谷。

厚朴：味苦温无毒。主中风伤寒头痛，寒热惊气，血痹死肌，去三虫。生山谷。

竹叶：味苦平。主咳逆上气，溢筋急，恶疡，杀小虫。根，作汤，益气止渴，补虚下气。汁，主风痓痹。实，通神明，轻身，益气。

枳实：味苦寒。主大风在皮肤中如麻豆苦痒，除寒热热结，止利，长肌肉，利五脏，益气，轻身。生川泽。

山茱萸：味酸平无毒。主心下邪气寒热，温中，逐寒湿痹，去三虫。久服轻身。一名蜀枣。生山谷。

吴茱萸：味辛温。主温中下气止痛，咳逆寒热，除湿血痹，逐风邪，开腠理。根，杀三虫。一名藙。生川谷。

秦皮：味酸微寒无毒。主风寒湿痹，洗洗寒气，除热，目中青翳白膜。久服头不白，轻身。生川谷。

栀子：味苦寒。主五内邪气，胃中热气，面赤酒疱皶鼻，白癞赤癞疮疡。一名木丹。生川谷。

合欢：味甘平。主安五脏，和心志，令人欢乐无忧。久服轻身，明目，得所欲。生山谷。

秦椒：味辛温。主风邪气，温中，除寒痹，坚齿，长发，明目。久服轻身，好颜色，耐老，增年，通神。生川谷。

紫葳：味酸微寒。主妇人产乳余疾，崩中癥瘕血闭，寒热羸瘦，养胎。生川谷。

芜荑：味辛平。主五内邪气，散皮肤骨节中淫淫行毒。去三虫，化食。一名无姑，一名蒇蕏。生川谷。

桑根白皮：味甘寒。主伤中，五劳六极羸瘦，崩中脉绝，补虚益气。叶，除寒热，出汗。桑耳黑者，主女子漏下赤白汁，血病，癥瘕积聚腹痛，阴阳寒热，无子。五木耳，名檽，益气不饥，轻身强志。生山谷。

木部下品

松萝：味苦平。主瞋怒邪气，止虚汗出，风头，女子阴寒肿痛。一名女萝。生山谷。

五加：味辛温。主心腹疝气，腹痛，益气，疗躄，小儿不能行，疽疮阴蚀。一名豺漆。

猪苓：味甘平。主痎疟，解毒，蛊毒蛊注不祥，利水道。久服轻身，耐老。一名豭猪矢。生山谷。

白棘：味辛寒。主心腹痛，痈肿溃脓，止痛。一名棘针。生川谷。

卫矛：味苦寒无毒。主女子崩中下血，腹满汗出，除邪，杀鬼毒蛊注。一名鬼箭。生山谷。

黄环：味苦平有毒。主蛊毒鬼注鬼魅，邪气在脏中，除咳逆寒热。一名陵泉，一名大就。生山谷。

石南：味辛平。主养肾气，内伤阴衰，利筋骨皮毛。实，杀蛊毒，破积聚，逐风痹。一名鬼目。生山谷。

巴豆：味辛温有毒。主伤寒温疟寒热，破癥瘕结聚坚积，留饮痰澼，大腹水胀，荡涤五脏六腑，开通闭塞，利水谷道，去恶肉，除鬼毒蛊注邪

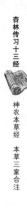
物，杀虫鱼。一名巴椒。生川谷。

蜀椒：味辛温。主邪气咳逆，温中，逐骨节皮肤死肌，寒湿痹痛，下气。久服之，头不白，轻身，增年。生川谷。

莽草：味辛温。主风头，痈肿乳痈，疝瘕，除结气，疥瘙疽疮。杀虫鱼。生山谷。

郁李仁：味酸平。主大腹水肿，面目四肢浮肿，利小便水道。根，主齿龈肿、龋齿，坚齿。鼠李，主寒热瘰疬疮。一名爵李。生川谷。

栾花：味苦寒。主目痛泪出伤眦，消目肿。生川谷。

蔓椒：味苦温。主风寒湿痹，历节痛，除四肢厥气，膝痛。一名豕椒。生川谷。

雷丸：味苦寒。主杀三虫，逐毒气，胃中热。利丈夫，不利女子。作摩膏，除小儿百病。生山谷。

溲疏：味辛寒。主身皮肤中热，除邪气，止遗溺。可作浴汤。生川谷。

药食根：味辛温。主邪气诸痹疼酸，续绝伤，补骨髓。一名连木。生山谷。

皂荚：味辛咸温。主风痹死肌，邪气头风泪出，利九窍，杀精物。生川谷。

楝实：味苦寒。主温疾伤寒大热烦狂，杀三虫，疥疡，利小便水道。生山谷。

柳花：味苦寒。主风水，黄疸，面热黑。叶，主马疥痂疮。实，主溃痈，逐脓血。一名柳絮。生川泽。

桐叶：味苦寒。主恶蚀疮著阴。皮，主五痔，杀三虫。花，傅猪疮。饲猪，肥大三倍。生山谷。

梓白皮：味苦寒。主热，去三虫。花、叶，捣傅猪疮。饲猪，肥大三倍。生山谷。

淮木：味苦平无毒。主久咳上气，伤中虚羸，女子阴蚀，漏下赤白沃。一名百岁城中木。生平泽。

下 卷

虫兽部上品

发髮：味苦温。主五癃关格不通，利小便水道，疗小儿痫，大人痓，仍自还神化。

龙骨：味甘平。主心腹鬼注，精物老魅，咳逆，泄利脓血，女子漏下，癥瘕坚结，小儿热气惊痫。齿，主小儿大人惊痫癫疾狂走，心下结气，不能喘息，诸痓，杀精物。久服轻身，通神明，延年。生山谷。

牛黄：味苦平。主惊痫寒热，热甚狂痓，除邪逐鬼。牛角䚡，下闭血，瘀血疼痛，女子带下血。髓，补中，填骨髓，久服增年。胆，治惊，寒热，可丸药。生平泽。

麝香：味辛温。主辟恶气，杀鬼精物，温疟，蛊毒，痫痓，去三虫。久服，除邪，不梦寤魇寐。生川谷。

熊脂：味甘微寒。主风痹不仁筋急，五脏腹中积聚寒热，羸瘦，头疡百秃，面䵟疱。久服强志，不饥，轻身。生山谷。

白胶：味甘平。主伤中劳绝，腰痛羸瘦，补中益气，妇人血闭无子，止痛安胎。久服轻身，延年。一名鹿角胶。

阿胶：味甘平。主心腹内崩，劳极，洒洒如疟状，腰腹痛，四肢酸疼，女子下血，安胎。久服轻身，益气。一名傅致胶。

丹雄鸡：味甘微温。主女子崩中漏下，赤白沃，补虚温中，止血，通神，杀毒，辟不祥。头，主杀鬼，东门上者尤良。肪，主耳聋。肠，主遗溺。肶胵里黄皮，主泄利。屎白，主消渴，伤寒寒热。翮羽，主下血闭。鸡子，除热火疮，痫痓，可作虎魄神物。鸡白蠹，肥脂。生平泽。

雁肪：味甘平无毒。主风挛拘急，偏枯，气不通利。久服益气，不饥，轻身，耐老。一名鹜肪。生池泽。

石蜜：味甘平。主心腹邪气，诸惊痫痓，安五脏诸不足，益气补中，止痛，解毒，除众病，和百药。久服强志，轻身，不饥，不老。一名石饴。生山谷。

蜜蜡：味甘微温。主下利脓血，补中，续绝伤，金创，益气，不饥，耐老。生山谷。

蜂子：味甘平。主头风，除蛊毒，补虚赢，伤中。久服令人光泽，好颜色，不老。大黄蜂子，主心腹胀满痛，轻身益气。土蜂子，主痈肿。一名蜚零。生山谷。

牡蛎：味咸平。主伤寒寒热，温疟洒洒，惊恚怒气，除拘缓，鼠瘘，女子带下赤白。久服强骨节，杀邪鬼，延年。一名蛎蛤。生池泽。

鲤鱼胆：味苦寒。主目热赤痛，青盲，明目。久服强悍，益志气。生池泽。

鳢鱼：味甘寒。主湿痹，面目浮肿，下大水。一名鮦鱼。生池泽。

虫兽部中品

犀角：味苦寒。主百毒蛊注，邪鬼瘴气，杀钩吻、鸩羽、蛇毒，除邪，不迷惑魇寐。久服轻身。生川谷。

羚羊角：味咸寒。主明目，益气，起阴，去恶血注下，辟蛊毒恶鬼不祥，安心气，常不魇寐。久服强筋骨，轻身。生川谷。

羖羊角：味咸温。主青盲，明目，杀疥虫，止寒泄，辟恶鬼虎狼，止惊悸。久服安心，益气，轻身。生川谷。

白马茎：味咸平。主伤中脉绝，阴不起，强志益气，长肌肉，肥健生子。眼，主惊痫，腹满，疟疾。悬蹄，主惊邪瘈疭，乳难，辟恶气鬼毒，蛊注不祥。生平泽。

牡狗阴茎：味咸平。主伤中，阴痿不起，令强热大，生子，除女子带下十二疾。胆，明目。一名狗精。生平泽。

鹿茸：味甘温。主漏下恶血，寒热惊痫，益气强志，生齿不老。角，主恶疮痈肿，逐邪恶气，留血在阴中。

伏翼：味咸平。主目瞑，明目，夜视有精光。久服令人喜乐，媚好无忧。一名蝙蝠。生川谷。

猬皮：味苦平。主五痔阴蚀，卜血赤白五色血汁不止，阴肿痛引腰背。酒煮杀之。生川谷。

石龙子：味咸寒。主五癃，邪结气，破石淋，下血，利小便水道。一名蜥蜴。生川谷。

桑螵蛸：味咸平。主伤中，疝瘕，阴痿，益精生子，女子血闭腰痛，通五淋，利小便水道。生桑枝上，采蒸之。一名蚀肬。

蚱蝉：味咸寒。主小儿惊痫，夜啼，癫病，寒热。生杨柳上。

白僵蚕：味咸。主小儿惊痫，夜啼，去三虫，灭黑黚，令人面色好，男子阴疡病。生平泽。

木虻：味苦平。主目赤痛，眦伤泪出，瘀血血闭，寒热酸渐，无子。一名魂常。生川泽。

蜚虻：味苦微寒。主逐瘀血，破下血积坚癖，癥瘕寒热，通利血脉及九窍。生川谷。

蜚蠊：味咸。主血瘀，癥坚寒热，破积聚，喉咽痹，内寒无子。生川泽。

䗪虫：味咸微温。主恶血血瘀，痹气，破折血在胁下坚满痛，月闭，目中淫肤，青翳白膜。一名蟅蟅。生平泽。

蛞蝓：味咸寒。主贼风喎僻，转筋及脱肛，惊痫挛缩。一名陵蠡。生池泽。

海蛤：味苦平。主咳逆上气，喘息烦满，胸痛寒热。一名魁蛤。生池泽。文蛤，主恶疮，蚀五痔。

龟甲：味咸平。主漏下赤白，破癥瘕痎疟，五痔阴蚀，湿痹，四肢重弱，小儿囟不合。久服轻身，不饥。一名神屋。生池泽。

鳖甲：味咸平。主心腹癥瘕，坚积寒热，去痞，息肉，阴蚀，痔，恶肉。生池泽。

鲍鱼甲：味辛微温。主心腹癥瘕伏坚，积聚寒热，女子崩中下血五色，小腹阴中相引痛，疥疮，死肌。生池泽。

乌贼鱼骨：味咸微温。主女子漏下赤白经汁，血闭，阴蚀肿痛寒热，癥瘕，无子。生池泽。

蟹：味咸寒。主胸中邪气，热结痛，喎僻，面肿败漆。烧之，致鼠。

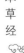

生池泽。

虾蟆：味辛寒。主邪气，破癥坚血，痈肿阴疮。服之不患热病。生池泽。

虫兽部下品

六畜毛蹄甲：味咸平。主鬼注蛊毒，寒热，惊痫，癫痉狂走。骆驼毛尤良。

鼺鼠：主堕胎，令易产。生平谷。

麋脂：味辛温。主痈肿恶疮死饥，寒风湿痹，四肢拘缓不收，风头肿气，通腠理。一名宫脂。生山谷。

豚卵：味甘温。主惊痫癫疾，鬼注蛊毒，除寒热，贲豚，五癃，邪气，挛缩。悬蹄，主五痔，伏热在肠，肠痈内蚀。一名豚颠。

燕屎：味心平。主蛊毒鬼注，逐不祥邪气，破五癃，利小便。生平谷。

天鼠屎：味辛寒。主面目痈肿，皮肤洗洗时痛，腹中血气，破寒热积聚，除惊悸。一名鼠沽，一名石肝。生合浦山谷。

露蜂房：味苦平。主惊痫瘈疭，寒热邪气，癫疾，鬼精蛊毒，肠痔。火熬之良。一名蜂场。生山谷。

樗鸡：味苦平。主心腹邪气，阴痿，益精强志，生子，好色，补中，轻身。生川谷。

䗪虫：味咸寒。主心腹寒热洗洗，血积癥瘕，破坚，下血闭，生子尤良。一名地鳖。生川泽。

水蛭：味咸平。主逐恶血，瘀血月闭，破血瘕积聚，无子，利水道。生池泽。

石蚕：味酸无毒。主五癃，破五淋，堕胎。肉，解结气，利水道，除热。一名沙虱。生池泽。

蛇蜕：味咸平。主小儿百二十种惊痫，瘈疭，癫疾，寒热，肠痔，虫毒，蛇痫。火熬之良。一名龙子衣，一名蛇符，一名龙子单衣，一名弓皮。生山谷。

蜈蚣：味辛温。主鬼注蛊毒，啖诸蛇虫鱼毒，杀鬼物老精，温疟，去三虫。生川谷。

马陆：味辛温。主腹中人坚蒸，破积聚，息肉，恶疮，白秃。一名百足。生川谷。

蠮螉：味辛平。主久聋，咳逆，毒气，出刺，出汗。生川谷。

雀瓮：味甘平。主小儿惊痫，寒热结气，蛊毒，鬼注。一名躁舍。生树枝间。

彼子：味甘温。主腹中邪气，去三虫，蛇螫，蛊毒，鬼注，伏尸。生山谷。

鼠妇：味酸温。主气癃，不得小便，妇人月闭血瘕，痫痉寒热，利水道。一名负蟠，一名蚜蝛。生平谷。

萤火：味辛微温。主明目，小儿火疮，伤热气，蛊毒鬼注，通神精。一名夜光。生池泽。

衣鱼：味咸温无毒。主妇人疝瘕，小便不利，小儿中风项强，皆宜摩之。一名白鱼。生平泽。

白颈蚯蚓：味咸寒。主蛇瘕，去三虫，伏尸，鬼注，蛊毒，杀长虫，仍自化作水。生平土。

蝼蛄：味咸寒。主产难，出肉中刺，溃痈肿，下哽噎，解毒，除恶疮。夜出者良。一名蟪蛄，一名天蝼，一名蟹。生平泽。

蜣蜋：味咸寒。主小儿惊痫瘛疭，腹胀寒热，大人癫疾狂易。火熬之良。一名蛣蜣。生池泽。

蟹螫：味辛寒。主寒热，鬼注，蛊毒，鼠瘘，恶疮，疽蚀，死肌，破石癃。一名龙尾。生川谷。

地胆：味辛寒。主鬼注寒热，鼠瘘恶疮，死肌，破癥瘕，堕胎。一名蚖青。生川谷。

马刀：味辛微寒有毒。主漏下赤白，寒热，破石淋，杀禽兽贼鼠。生池泽。

贝子：味咸平。主目翳，鬼注，蛊毒，腹痛，下血，五癃，利水道。烧用之良。生池泽。

果菜部上品

葡萄：味甘平。主筋骨湿痹，益气倍力强志，令人肥健，耐饥，忍风寒。久食轻身，不老，延年。可作酒。生山谷。

蓬蘽：味酸平。主安五脏，益精气，长阴令坚，强志倍力，有子。久服轻身，不老。一名覆盆。生平泽。

大枣：味甘平。主心腹邪气，安中养脾，助十二经，平胃气，通九窍，补少气，少津液，身中不足，大惊，四肢重。和百药。久服轻身，长年。叶，覆麻黄，能令出汗。生平泽。

藕实茎：味甘平。主补中养神，益气力，除百疾。久服轻身，耐老，不饥，延年。一名水芝。生池泽。

鸡头：味甘平。主湿痹，腰脊膝痛，补中，除暴疾，益精气，强志，耳目聪明。久服轻身，不饥，耐老，神仙。一名雁喙。生池泽。

甘瓜子：味甘平。主令人悦泽，好颜色，益气不饥。久服轻身，耐老。瓜蒂，味苦寒，主大水，身面四肢浮肿，下水，杀蛊毒，咳逆上气；食诸果不消，病在胸腹中，皆吐下之。一名土芝。生平泽。

冬葵子：味甘寒。主五脏六腑寒热赢瘦，破五淋，利小便。久服坚骨，长肌肉，轻身，延年。

苋实：味甘寒。主青盲，明目，除邪，利大小便，去寒热。久服益气力，不饥，轻身。一名马苋。生川泽。

苦菜：味苦寒。主五脏邪气，厌谷胃痹。久服安心，益气，聪察，少卧，轻身，耐老。一名荼草，一名选。生川谷。

果菜部中品

樱桃：味甘平无毒。主调中，益脾气，令人好颜色，美志。

梅实：味酸平。主下气，除热烦满，安心，肢体痛，偏枯不仁，死肌，去青黑痣，恶肉。生川谷。

蓼实：味辛温。主明目温中，耐风寒，下水气，面目浮肿，痈疡。马蓼，去肠中蛭虫，轻身。生川泽。

葱实：味辛温。主明目，补中不足。其茎，可作汤，主伤寒寒热，出汗，中风，面目肿。生平泽。

薤：味辛温，主金创疮败，轻身，不饥，耐老。生平泽。

水苏：味辛微温。主下气杀谷，辟口臭，去毒，辟恶气。久服通神明，轻身，耐老。生池泽。

杏核：味甘温。主咳逆上气，雷鸣，喉痹，下气，产乳，金创，寒心贲豚。生川谷。

果菜部下品

桃核：味苦平。主瘀血，血闭，瘕瘕，邪气，杀小虫。桃花，杀注恶鬼，令人好颜色。桃枭，微温，杀百鬼精物。桃毛，主下血瘕，寒热积聚，无子。桃蠹，杀鬼邪恶不祥。生山谷。

苦瓠：味苦寒。主大水，面目四肢浮肿，下水，令人吐。生山泽。

水靳：味甘平。主女子赤沃，止血，养精，保血脉，益气，令人肥健嗜食。一名水英。生池泽。

米谷部上品

胡麻：味甘平无毒。主伤中虚羸，补五内，益气力，长肌肉，填脑髓。久服轻身，不老。叶名青蘘。一名巨胜。生川谷。

麻蕡：味辛平。主五劳七伤，利五脏，下血寒气。多食令人见鬼狂走。久服通神明，轻身。麻子，味甘平，主补中益气，久服肥健，不老。一名麻勃。生川谷。

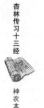

米谷部中品

大豆黄卷：味甘平无毒。主湿痹筋挛膝痛。生大豆，涂痈肿；煮汁饮，杀鬼毒，止痛。赤小豆，主下水，排痈肿脓血。生平泽。

粟米：味苦无毒。主养肾气，去胃脾中热，益气。陈者味苦，主胃热，消渴，利小便。

黍米：味甘无毒。主益气补中，多热令人烦。

米谷部下品

腐婢：味辛平。主痎疟寒热，邪气，泄利，阴不起，病酒头痛。

本草三家合注

清·郭汝聪　篹集　周鸿飞　点校

清·张志聪、叶天士、陈修园　注

本经上品

人参

气味甘，微寒，无毒。主补五脏，安精神，定魂魄，止惊悸，除邪气，开心，明目，益智。久服，轻身延年。

张隐庵曰：人参，气味甘美，甘中稍苦，故曰微寒。凡属上品，俱系无毒。独人参秉天宿之光华，钟地土之广厚，久久而成人形，三才俱备，故主补人之五脏。脏者，藏也，肾藏精，心藏神，肝藏魂，肺藏魄，脾藏智。安精神，定魂魄，则补心肾肺肝之真气矣。夫真气充足，则内外调和，故止惊悸之内动，除邪气之外侵。明目者，五脏之精，上注于目也。开心者，五脏之神，皆主于心也。又曰益智者，所以主脾也。上品之药，皆可久服，兼治病也，补正气也。故人参久服，则轻身延年。

叶天士曰：人参，气微寒，秉天秋令太阴之气，入手太阴肺经；味甘无毒，秉地中正之土味，入足太阴脾经。气厚于味，阳也。肺为五脏之长，百脉之宗，司清浊之运化，为一身之橐龠，主生气。人参气寒清肺，肺清则气自旺，而五脏俱补矣。精者，阴气之光华；神者，阳气之英灵也。微寒清肺，肺旺则气足而神安。脾统血，人身阴气之源，味甘益脾，脾血充则阴足而精安。随神往来者谓之魂，并精出入者谓之魄。精神安，魂魄自定矣。气虚则易惊，血虚则易悸。人参益气，味甘益血，惊悸自止。邪之所凑，其气必虚。人参益气，正气充足，其邪气自不能留，故能除邪气。五脏得甘寒之助，则精气上注于目，而明目矣。心者，神之处也，神安所以心开。肾者，精之舍也，精充则技巧出而智益。久服则气足，故身轻；气足则长生，故延年矣。

陈修园曰：《本经》只此三十七字，其提纲云"主补五脏"，以五脏属阴也。精神不安，魂魄不定，惊悸不止，目不明，心智不足，皆阴虚亢阳所扰也。今五脏得甘寒之助，得有"安之，定之，止之，明之，开之，益之"之效矣。曰邪气者，非指外邪而言，乃阴虚而壮火食气，火即邪气也。今五脏得甘寒之助，则邪气除矣。

余细味经文，无一字言及温补回阳，故仲景于汗吐下阴阳之症，用之以救津液；而一切回阳方中，绝不加此阴柔之品，反缓姜附之功。故四逆汤、通脉四逆汤，为回阳第一方，皆不用人参。而四逆加人参汤，以其利止亡血而加之也；茯苓四逆汤用之者，以其在汗下之后也。今人彻云以人参回阳，此说倡自宋元以后，而大盛于薛立斋、张景岳、李士材辈，而李时珍《本草纲目》尤极杂沓，学者必于此等书焚去，方可与言医道。

仲景一百一十三方中，用人参者只有一十七方。新加汤、小柴胡汤、柴胡桂枝汤、半夏泻心汤、黄连汤、生姜泻心汤、旋覆代赭石汤、干姜黄连黄芩人参汤、厚朴生姜半夏人参汤、桂枝人参汤、四逆加人参汤、茯苓四逆汤、吴茱萸汤、理中汤、白虎加人参汤、竹叶石膏汤、炙甘草汤，皆是因汗吐下之后，亡其阴津，取其救阴。如理中、吴茱萸汤，以刚燥剂中阳药太多，取人参甘寒之性，养阴配阳，以臻于中和之妙也。

又曰：自时珍之《纲目》盛行，而神农之《本草经》遂废。即如人参，《本经》明说"微寒"，时珍说"生则寒，熟则温"，附会之甚。盖药有一定之性，除是生捣取汁冷服，与蒸晒八九次色味俱变者，颇有生熟之辨，若入煎剂，则生者亦熟矣。况寒热本属冰炭，岂一物蒸熟不蒸熟间，遂如许分别乎？

尝考古圣用参之旨，原为扶生气、安五脏起见。而为五脏之长，百脉之宗，司清浊之运化，为一身之橐龠者，肺也。人参微寒清肺，肺清则气旺，气旺则阴长，而五脏安。古人所谓补阳者，即指其甘寒之用，不助壮火，以食气而言，非谓其性温补火也。陶弘景谓功同甘草，凡一切寒温补泻之剂，皆可共济成功。然甘草功兼阴阳，故《本经》云"主五脏六腑"；人参功专补阴，故《本经》云"主五脏"。仲景于咳嗽病去之者，亦以形寒饮冷之伤，非此阴寒之品所宜也。

甘草

气味甘，平，无毒。主五脏六腑寒热邪气，坚筋骨，壮肌肉，倍气力，金疮肿，解毒。久服，轻身延年。

张隐庵曰：甘草，味甘，气得其平，故曰甘平。《本经》凡言平者，皆谓气得其平也。主治五脏六腑之寒热邪气者，五脏为阴，六腑为阳，寒病为阴，热病为阳，甘草味甘，调和脏腑，通贯阴阳，故治理脏腑阴阳之正气，以除寒热阴阳之邪气也。坚筋骨，壮肌肉，倍气力者，坚肝主之筋、肾主之骨，长脾主之肌肉，倍肺主之气、心主之力，五脏充足，则六腑自和矣。金疮乃刀斧所伤，因金伤而成疮。金疮肿，乃因金伤而高肿也。解毒者，解高肿无名之毒。土性柔和，如以毒物埋土中，久则无毒矣。脏腑阴阳之气，皆归土中，久服则土气有余，故轻身延年。

叶天士曰：甘草，气平，秉天秋凉之金气，入手太阴肺；味甘，无毒，秉地和平之土味，入足太阴脾经。气降味升，阳也。肺主气，脾统血，肺为五脏之长，脾为万物之母。味甘可以解寒，气平可以清热。甘草甘平，入肺入脾，所以主五脏六腑寒热邪气也。肝主筋，肾主骨，肝肾热则筋骨软。气平入肺，平肝生肾，筋骨自坚矣。脾主肌肉，味甘益脾，肌肉自长。肺主周身之气，气平益肺，肺益则气力自倍矣。金疮热则肿，气平则清，所以治肿。味甘缓急，气平清热，故又解毒。久服，肺气清，所以轻身；脾气和，所以延年也。

陈修园曰：物之味甘者，至甘草为极。甘主脾。脾为后天之本，五脏六腑皆受气焉。脏腑之本气则为正气，外来寒热之气则为邪气，正气旺则邪气自退矣。筋者，肝所主也；骨者，肾所主也；肌肉者，脾所主也；力者，心所主也。但使脾气一盛，则五脏皆循环受益，而得其"坚之、壮之、倍之"之效矣。金疮者，乃刀斧所伤而成疮，疮甚而肿，脾得补而肉自满也。能解毒者，如毒物入土，则毒化也。土为万物之母，土健则轻身延年也。

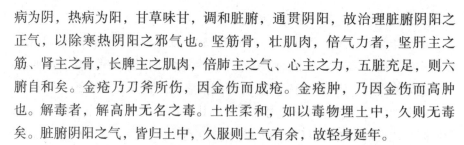

黄芪

气味甘，微温，无毒。主痈疽久败疮，排脓止痛，大风癞疾，五痔，鼠瘘，补虚，小儿百病。

张隐庵曰：黄芪，色黄，味甘微温，秉火土相生之气化。土主肌肉，火主经脉，故主治肌肉之痈、经脉之疽也。痈疽日久，正气衰微，致三焦之气不温肌肉，则久为败疮。黄芪助三焦出气，以温肌肉，故可治也。痈疽未溃，化血为脓，痛不可忍，黄芪补气助阳，阳气化血而排脓，脓排则痛止。大风癞疾，谓之疠疡，乃风气客于脉而不去，鼻柱坏而色败，皮肤溃癞者是也，五痔者，牡痔、牝痔、肠痔、脉痔、血痔，是热邪淫于下也。鼠瘘者，肾脏水毒上淫于脉，至颈项溃肿，或空或凸，是寒邪客于上也。夫癫疾、五痔、鼠瘘，乃邪在经脉，而证见肌肉皮肤，黄芪内资经脉，外至肌肉，是以二证咸宜。又曰补虚者，乃补正气之虚，而经脉调和，肌肉充足也。小儿经脉未盛，肌肉未盈，血气皆微，故治小儿百病。

叶天士曰：黄芪，微温，秉天春升少阳之气，入足少阳胆经、手少阳三焦经；味甘无毒，秉地和平之土味，入足太阴脾经。气味俱升，阳也。脾主肌肉，甘能解毒，温能生肌，所以主痈疽久败疮，排脓生肌也。风湿热壅于经脉筋肉中，则筋坏肉败，而成大麻疯癫疾矣。脾主湿，胆主风，三焦主热，邪之所凑，其气必虚，黄芪甘温，补益血气，故治癫疾也。肠澼为痔，肠者手阳明也，太阴脾为阳明行津液者也，甘温益脾，脾健运，则肠澼行而痔愈也。鼠瘘者，瘰疬也，乃少阳经风热郁毒，黄芪入胆与三焦，甘能解毒，温能散郁，所以主之。人生之虚，万有不齐，不外乎气血二端，黄芪气味甘温，温之以气，所以补形之不足也；补之以味，所以益精之不足也。小儿稚阳也，稚阳为少阳，少阳生气条达，小儿何病之有？黄芪入少阳，补生生之元气，所以概主小儿百病也。

陈修园曰：黄芪，气微温，秉少阳之气，入胆与三焦；味甘无毒，秉太阴之味，入肺与脾。其主痈疽者，甘能解毒也。久败之疮，肌肉皮毛溃烂，必脓多而痛甚，黄芪入脾而主肌肉，入肺而主皮毛也。大风者，杀人之邪风也。黄芪入胆而助中正之气，俾神明不为风所乱；入三焦而助决渎之用，俾窍道不为风所壅；入脾而救受克之伤，入肺而制风木之动，所以主之。癫疾，又名大麻风，即风毒之盛也。五痔者，五种之痔疮，乃少阳与太阴之火陷于下，而此能举其陷。鼠瘘者，瘰疬之别名，乃胆经与三焦之火郁于上，而此能散其郁也。其曰补虚者，是总结上文，诸证久而致虚，此能补之，非泛言补益之品也。余细味经文，俱指表证而言。如六黄汤，寒以除热，热除则汗止；芪附汤，温以回阳，阳回则汗止；玉屏风散之散以驱风，风平则汗止。诸方皆藉黄芪走表之力，领诸药速达于表而止汗，非黄芪自能止汗也。诸家"固表"及"生用发汗，炒用止汗"等说，贻误千古，兹特正之。

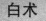

白术

气味甘，温，无毒。治风寒湿痹，死肌，痉，疸，止汗，除热，消食。作煎饵久服，轻身延年不饥。

张隐庵曰：白术，气味甘温，质多脂液，乃调和脾土之药也。主治风寒湿痹者，《素问·痹论》云"风寒湿三气杂至，合而为痹"，白术味甘性温，补益脾土，土气运行，则肌肉之气外通皮肤，内通经络，故风寒湿之痹症皆可治也。夫脾主肌肉，治死肌者，助脾气也。脾主四肢，痉者，四肢强而不和；脾主黄色，疸者，面目黄而土虚。白术补脾，则痉、疸可治也。止汗者，土能胜温也；除热者，除脾土之虚热也；消食者，助脾土之转运。作煎饵者，言白术多脂，又治脾土之燥，作煎饵则味甘温而质滋润，土气和平矣。故久服则轻身延年不饥。

［愚按］太阴主湿土而属脾，为阴中之至阴，喜燥恶温，喜温恶寒。然土有湿气，始能灌溉四方，如地得雨露，始能发生万物；若过于炎燥，则止而不行，为便难脾约之症。白术作煎饵，则燥而能润，温而能和。此先圣教人之苦心，学者所当体会者也。

叶天士曰：白术，气温，秉天阳明燥气，入足阳明胃经；味甘无毒，秉地中正之土味，入足太阴脾经。气味皆升，阳也。风寒湿三者合成痹，痹者拘挛而麻木也。盖地之湿气，感则害人皮肉筋骨也。死肌者，湿邪侵肌肉也；痉者，湿流关节而筋劲急也；疸者，湿乘脾土，肌肉发黄也。皆脾胃湿症，术性燥味甘，所以主之。胃土湿，则湿热交蒸，而自汗发热，术性燥湿，故止汗除热也。脾者为胃行其津液者也，脾湿则失其健运之性，而食不消矣，术性温益阳，则脾运而食消。煎饵久服，则胃气充足，气盛则身轻，气足则不饥，气纳则延年，所以轻身延年不饥也。

陈修园曰：此为脾之正药，其为风寒湿痹者，以风寒湿三气合而为痹也，三气杂至，以湿为主。死肌者，湿侵肌肉也；痉者，湿流关节也；疸者，湿郁而为热，热则发黄也。湿与热交蒸，则自汗而发热也。脾受湿则失其健运之常，斯食不能消也。白术功在除湿热，所以主之。"作煎饵"三字另提，先圣大费苦心，以白术之功在燥，而所以妙处在于多脂。

张隐庵曰：土有湿气，始能灌溉四旁；如地有雨露，始能发生万物。今以生术刮去皮，急火炙至熟，则味甘温而质滋润，久服有延年不饥之效。可见今之炒熟、炒黑、土蒸、水漂等制，大失经旨。

苍术（附）

气味苦，温，无毒。主治风寒湿痹，死肌，痉，疸，除热，消食。作煎饵久服，轻身延年不饥（《别录》）。

张隐庵曰：白术性优，苍术性劣。凡欲补脾，则用白术；凡欲运脾，则用苍术；欲补运相兼，则相兼而用。如补多运少，则白术多而苍术少；运多补少，则苍术多而白术少。品虽有二，实则一也。《本经》未分苍、白，而仲祖《伤寒》方中皆用白术，《金匮》方中又用赤术，至陶弘景《别录》则分而为二。须知赤、白之分，始于仲祖，非弘景始分之也。赤术即是苍术，与白术功用略同，故仍以《本经》术之主治为本。故白术味甘，苍术味苦，白术止汗，苍术发汗，故"止汗"二字节去不录。后人谓苍术之味苦，其实苍术之味甘而微苦也。

薯蓣

气味甘，平，无毒。主伤中，补虚羸，除寒热邪气，补中，益气力，长肌肉，强阴。久服，耳目聪明，轻身不饥延年。

张隐庵曰：山药，气味甘平，始出中岳，得中土之专精，乃补太阴脾土之药，故主治之功，皆在中土。治伤中者，益中土也；补虚羸者，益肌肉也；除寒热邪气者，中土调和，肌肉充足，则寒热邪气自除矣。夫治伤中则可以补中而益气力，补虚羸则可以长肌肉而强阴，阴强则耳目聪明，气力益则身体轻健。土气有余，则不饥而延年。

叶天士曰：薯蓣，气温平，秉天春升秋降之和气，入足厥阴肝经、手太阴肺经；味甘无毒，秉地中正之土味，入足太阴脾经。气升味和，阳也。脾主中州而统血，血者阴也，中之守也。甘平益血，故主伤中。脾主肌肉，甘温益脾，则肌肉丰满，故补虚羸。肺主气，气虚则寒邪生；脾统血，血虚则热邪生。气温益气，味甘益血，血气充则寒热邪气除矣。脾为中州，血为中守，甘平益脾血，所以补中。脾主四肢，脾血足则四肢健，肺气充则气力倍也。阴者，宗筋也。宗筋属肝，气温秉春升之阳，所以益肝而强阴也。久服，气温益肝，肝开窍于目，目得血则明；气平益肺而生肾，肾开窍于耳，耳得血则聪。味甘益脾，脾气充则身轻，脾血旺则不

本草三家合注

037

饥，气血调和，故延年也。

陈修园曰：此药因唐太宗名蓣，避讳，故改为山药。生捣，最多津液而稠粘，能补肾填精，精足则阴强，目明耳聪。不饥是脾血之旺，身轻是脾气之充，延年是夸其补益之效也。凡上品，俱是寻常服食之物，非治病之药，故神农另提出"久服"二字。可见今人每取上品之药，如此物及人参、熟地、阿胶、葳蕤、菟丝子、沙苑蒺藜之类，合为一方，以治大病，误人无算。盖病不速去，元气日伤，伤极则死。凡上品之药，法宜久服，多则终身，少则数年，与五谷之养人相佐，以臻寿考。若大病而需用此药，如五谷为养脾第一品，脾虚之人，强令食谷，即可毕补脾之能事，有是理乎？然操此术者，未有不得盛名，薛立斋、张景岳、冯楚瞻辈倡之于前，而近日之东延西请，日诊百人者，无非是术，良可慨也。

石斛

气味甘，平，无毒。主伤中，除痹，下气，补五脏虚劳羸瘦，强阴益精。久服，厚肠胃。

张隐庵曰：石斛，生于石上，得水长生，是秉水石之专精而补肾；味甘色黄，不假土力，是夺土中之气化而补脾。斛乃量名，主出主入。治伤中者，运行其中土也。除痹者，除皮肤、肌肉、筋骨五脏外合之痹证。夫治伤中则下气，言中气调和，则邪气自下矣。除痹则补五脏虚劳羸瘦，言邪气散除，则正气强盛矣。脾为阴中之至阴，故曰强阴。肾主藏精，故曰益精。久服，则土气运行，水精四布，故厚肠胃。《本经》上品多主除痹，不曰风寒湿，而但曰痹者，乃五脏外合之痹也。盖皮者，肺之合；脉者，心之合；肉者，脾之合；筋者，肝之合；骨者，肾之合。故除痹即所以除五脏之虚劳羸瘦，是攻邪之中而有补益之妙用。治伤中即所以下气，是补益之中而有攻邪之神理也。

叶天士曰：石斛，性平，秉天秋降之金气，入手太阴肺经；味甘无毒，得地中正之土味，入足太阴脾经；甘平为金土之气味，入足阳明胃经、手阳明大肠经。气降味和，阴也。阴者，中之守也，阴虚则伤中，甘平益阴，故治伤中。痹者，闭也，血枯而涩，则麻而痹，甘平益血，故又除痹。肺主气，肺热则气上，气平肺清，所以下气。五脏藏阴者也，阴虚则五脏俱虚，而不胜作劳，劳则愈伤其元气矣。五脏之阴，脾为之厚，脾主肌肉，故五脏虚劳，肌肉消瘦也。甘平益阴，所以主虚劳，而生肌肉也。阴者，宗筋也，太阴、阳明之所合也，石斛味甘，益脾胃，所以强阴。精者，阴气之精华也，甘平滋阴，所以益精。肠者，手阳明大肠也；胃者，足阳明胃也，手、足阳明属燥金，燥则阳明薄矣。久服，甘平清润，则阳明不燥，而肠胃厚矣。

陈修园曰：痹者，脾病也，风寒湿三气，而脾受于先，石斛甘能补脾，故能除痹。上气，肺病也，火气上逆则为气喘，石斛平能清肺，故能下气。五脏皆属于阴，而脾为至阴，为五脏之主。石斛补脾，而荫及五脏，则五脏之虚劳自复，而肌肉之消瘦自生矣。阴者，宗筋也，精足则阴自强；精者，阴气之精华也，纳谷多，则精自储也。

酸枣仁

气味酸，平，无毒。主治心腹寒热邪结气聚，四肢酸痛湿痹。久服，安五脏，轻身延年。

张隐庵曰：枣肉，味酸，肝之果也，得东方木味，能达肝气上行，食之主能醒睡；枣仁，形圆色赤，秉火土之气化，火归土中，则神气内藏，食之能主寤寐。《本经》不言用仁，而今人多用之。心腹寒热，邪结气聚者，言心腹不和，为寒为热，则邪结气聚。故枣仁赤象心，能导心气以下交；肉黄象土，能助脾气以上达，故心腹之寒热邪结气聚可治也。土气不达于四肢，故四肢酸痛；火气不温于肌肉，故周身湿痹。枣仁秉火土之气化，故四肢酸痛、周身湿痹可治也。久服，安五脏，轻身延年，言不但心腹和平，且能安五脏也；五脏既安，则血气日益，故又可轻身延年。

叶天士曰：枣仁气平，秉天秋敛之金气，入手太阴肺经；味酸无毒，得地东方之木味，入足厥阴肝经、手厥阴风木心包络经。气味俱降，阴也。心者，胸臆之分，手厥阴心包络脉起之处；腹者，中脘之分，足厥阴肝经之地。心包络主热，肝主寒，厥阴主散，不能散则寒热邪结气聚矣。枣仁味酸入厥阴，厥阴和则结者散也。四肢者，手足也，两厥阴经之地也；酸痛湿痹，风湿在厥阴络也。枣仁味酸益血，血行风息，气平益肺，肺理湿行，所以主之也。心包络者，心之臣使也，代君行事之经也；肝者，生生之脏，发荣之主也。久服枣仁，则厥阴阴足，所以五脏皆安；气平益肺，所以轻身延年也。

大枣

气味甘，平，无毒。主心腹邪气，安中，养脾气，平胃气，通九窍，安十二经，补少气，少津液，身中不足，大惊，四肢重，和百药。久服，轻身延年。

张隐庵曰：大枣，气味甘平，脾之果也。开小白花，生青，熟黄，熟极则赤，烘爆则黑，秉土德之专精，具五行之色性。《经》云：脾为孤脏，中央土，以灌四旁。主治心腹邪气，安中者，谓大枣安中，凡邪气上干于心，下干于腹，皆可治也。养脾气，平胃气，通九窍，助十二经者，谓大枣养脾则胃气自平，从脾胃而行于上下，则通九窍；从脾胃而行于内外，则助十二经。补少气，少津液，身中不足者，谓大补身中之不足，故补少气而助无形，补少津液而资有形。大惊，四肢重，和百药者，谓大枣味甘多脂，调和百药，故大惊而心主之神气虚于内，四肢重而心主之神气虚于外，皆可治也。四肢者，两手两足，皆机关之室，神气之所畅达者也。久服，则五脏调和，血气充足，故轻身延年。

叶天士曰：大枣，气平，秉天秋收之金气，入手太阴肺经；味甘无毒，得地中正之土味，入足太阴脾经。气味升多于降，阳也。心腹者，太阴经行之地也。邪之所凑，其气必虚。阴阳形气不足者，宜调以甘药。大枣味甘，可以调不足，故主心腹邪气。外为阳，内为阴，阴阳和则中安，甘平益阴，所以安中。脾者，阴气之原也；胃者，阳气之原也。甘平益阴，故养脾气，阴和则阳平，故平胃气。中气不足，则九窍不通，甘能满中，中气足，九窍通也。十二经者，三阴三阳也；脾胃者，阴阳之原也。大枣养脾气，平胃气，则十二经无不助矣。肺主气而生津液，气平益肺，所以主少气少津液也。脾统一身之血，肺主一身之气，甘平益肺，身中气血和，自无不足之症矣。血气足则神安，所以定大惊。脾主四肢，甘味益脾，脾气足，四肢自轻。甘平解毒，故和百药。肺气充，脾气足，所以轻身延年。

陈修园曰：大枣气平入肺，味甘入脾，肺主一身之气，脾统一身之血，气血调和，故有以上诸效。

芡实

气味甘，平，涩，无毒。主湿痹，腰脊膝痛，补中，除暴疾，益精气，强志，令耳目聪明。久服，轻身不饥，耐老神仙。

张隐庵曰：芡实，气味甘平，子黄仁白，生于水中，花开向日，乃阳引而上，阴引而下，故字从芡，得阳明、少阴之精气。主治湿痹者，阳明之上，燥气治之也。治腰脊膝痛者，少阴主骨，外合腰膝也。补中者，阳明居中土也。除暴疾者，精神气三虚相搏，则为暴疾。芡实生于水而向日，得水之精，火之神，茎刺肉白，又秉秋金收敛之气，故治三虚之暴疾。益精气强志，令人耳目聪明者，言精气充益则肾志强，肾志强则耳目聪明，盖肾又开窍于耳，精神则注于目也。久服，则积精全神，故轻身不饥，耐老神仙。

叶天士曰：芡实，气平涩，秉天秋敛之金气，入手太阴肺经；味甘无毒，得地中正之土味，入足太阴脾经。气味降多于升，阴也，脾为湿土而统血，湿邪降于下，则走腰脊膝，致血涩而成痹。芡实甘平，则益脾肺，肺通水道则湿行，脾和则血活，而痹者瘳矣。中者脾也，味甘益脾，故能补中。暴疾多属于火，得水之精者，多能抑火，芡实味甘属土而生于水，所以制火而主暴疾。肾藏精，肺为金而肾为水，气平益肺，肺气旺则生精，金生水也；味甘益脾，脾统血，目得血则明，耳得血则聪，故令耳目聪明也。味甘益脾，脾气升；气平益肺，肺气降，升降和则天清地宁，养之以刚大而志强矣。久服，气平益肺，肺气充则身轻；味甘益脾，脾血旺，耐老不饥也。脾肺气血充足，神仙有自来矣。

莲实

气味甘，平，无毒。主补中，养神，益气力，除百病。久服，轻身耐老，不饥延年。

张隐庵曰：莲生水中，茎直色青，具风木之象；花红须黄，房白子黑，得五运相生之气化。气味甘平，主补中，得土之精气也；养神，得水火之精气也。百病之生，不离五运，莲兼五运之气化，故除百疾。久服，且轻身不饥延年。

叶天士曰：莲实，气平涩，秉天秋收之金气，入手太阴肺经；味甘无毒，得地中正之土味，入足太阴脾经；以其仁也，兼入少阴心经。气味升多于降，阳也。脾者五脏之中也，甘平益脾，所以补中。心者神之居也，芳香清心，所以养神。脾为万物之母，后天之本；肺主周身之气，先天之源。甘平益脾肺，所以益气力。心为十二官之主，主安则十二官俱安，而百病皆除也。久服，轻身耐老者，益气和血之功；不饥延年者，补脾养神之力也。

莲花（附）

气味苦，甘，温，无毒。主镇心益色，驻颜身轻。（《日华本草》）

莲蕊须（附）

气味甘，涩，温，无毒。主清心，通肾，固精气，乌发，悦颜色，益血，止血崩、吐血。（《本草纲目》）

莲房（附）

气味苦，涩，温，无毒。主破血。（《食疗本草》）

治血胀腹痛，及产后包衣不下，解野菌毒。（《本草拾遗》附）

莲房，又莲蓬壳，陈久者良。

莲薏（附）

气味苦，涩，寒，无毒。主治血渴。（《食性本草》）

产后渴，止霍乱。（《日华本草》）

清心去热。（《本草纲目》）

荷叶（附）

气味苦，平，无毒。主治血胀腹痛，产后胎衣不下，酒煮服之。（《本

草拾遗》)

治吐衄血，血崩，血痢，脱肛，赤游火丹，偏身风疬，阳水浮肿，脚膝浮肿，痘疮倒靥（《新增》）。

荷鼻（附）

气味苦，平，无毒。主安胎，去恶血，留好血，止血痢，杀菌蕈毒，并煎水服。（《本草拾遗》附）荷鼻，即荷叶蒂也。

薏苡仁

气味甘，微寒，无毒。主筋急拘挛不可屈伸，久风湿痹，下气。久服，轻身益气。

张隐庵曰：薏苡仁，米谷之属，夏长秋成，味甘色白，其性微寒，秉阳明金土之精。主治筋急拘挛，不可屈伸者，阳明主润宗筋，宗筋主束骨而利机关，盖宗筋润则诸筋自和，机关利则屈伸自如。又，金能制风，土能制湿，故治久风湿痹。肺主金而主气，薏苡秉阳明之精气，故主下气。治久风湿痹，故久服轻身下气，而又益气。

叶天士曰：苡仁，气微寒，秉天秋金之燥气，入手太阴肺经；味甘无毒，得地中正之土味，入足太阴脾经。气降味和，阴也。《经》云：湿热不攘，则大筋短软而拘挛。苡仁气微寒，清热利湿，所以主筋急拘挛而不可屈伸也。久风，长久之风也，风淫末疾，所以手足麻木，而湿痹生焉。苡仁甘寒，其主之者，甘以行之，寒以清之也。微寒，禀秋金之燥气而益肺，肺气治则下行，故主下气。久服轻身益气者，久服则脾健而身轻，金清则肺实而气益也。

陈修园曰：夏长秋成，味甘色白，秉阳明金土之精，金能制风，土能胜湿，故治以上诸疾。久服轻身益气者，以湿行则脾健而身轻，金清则肺治而气益也。

大麻仁

气味甘，平，无毒。主补中益气。久服，肥健，不老神仙。

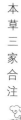

张隐庵曰：大麻，放花结实于五六月之交，乃阳明、太阴主气之时。《经》曰：阳明者，午也，五月阳盛之阴也。又，长夏属太阴主气。天太阴、阳明雌雄相合，麻仁秉太阴、阳明之气，故气味甘平。主补中者，补中土也；益气者，益脾胃之气也。夫脾胃气和，则两土相为资益，阳明燥气得太阴湿气以相资，太阴湿土得阳明燥气以相益，故久服肥健，不老神仙。

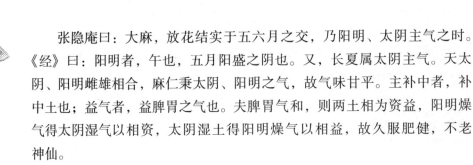

巨胜子

气味甘，平，无毒。主治伤中虚羸，补五内，益气力，长肌肉，填髓脑。久服，轻身不老。

张隐庵曰：麻乃五谷之首，秉厥阴春生之气，夫五运始于木，而递相资生。主治伤中虚羸者，气味甘平，补中土也。补五内，益气力，所以治伤中也。长肌肉，填髓脑，所以治虚羸也。补五内，益气力之无形；长肌肉，填髓脑之有形，则内外充足，久服轻身不老。

叶天士曰：巨胜子，即脂麻仁也。脂麻气平，秉天秋凉之金色，入手太阴肺经；味甘无毒，得地中正之土味，入足太阴脾经；脂麻之仁，兼入手少阴心经。气味升多于降，阳也。阴者，中之守也。伤中者，阴血伤也。肺为津液之化源，脾统血，心主血，脂麻入脾肺心，甘平益血，所以主伤中也。脾主肌肉，脾燥则虚瘦，味甘入脾，故主虚羸。内为阴，外为阳。五内，五脏之内，藏阴之所也。脂麻脂润，故补五内，阴虚则馁，五脏既补，气力自充。脾主肌肉，味甘润脾，肌肉自长，髓与脑皆阴气所化也。甘平益阴，阴长，髓脑自填。久服，味甘益脾，脾血润，故不老；气平益肺，肺气充，故身轻也。

赤箭

气味辛，温，无毒。主杀鬼精物，蛊毒，恶气。久服，益气力，长阴，肥健。

张隐庵曰：赤箭，气味辛温无毒；其根名天麻者，气味甘平。盖赤箭性温属金，金能制风，而有弧矢之威，故主杀鬼精物。天麻甘平属土，土能胜湿，而居五运之中，故能治蛊毒恶风。天麻形如芋，藏有游子十二枚，周环之，以效十二辰；十二子在外，应六气之司天；天麻如皇极之居中，得气运之全。故功同五芝，力倍五参，为仙家服食之上品，是以久服益气力，长阴肥健。李时珍曰：补益上品，天麻第一，世人止用之治风，良可惜也。

干地黄

气味甘，寒，无毒。主伤中，逐血痹，填骨髓，长肌肉，作汤除寒热积聚，除痹，疗折跌绝筋。久服，轻身不老。生者尤良。

张隐庵曰：地黄，色黄，味甘，性寒，秉太阴中土之专，兼少阴寒水之气化。主治伤中者，味甘质润，补中焦之精汁也。血痹，犹脉痹，逐血痹者，横纹如脉络，通周身之经络也。得少阴寒水之精，故填骨髓；得太阴中土之精，故长肌肉。地黄性惟下行，故从节，藉汤饮则上行外达，故曰作汤除寒热积聚，除积聚上行也，除寒热外达也。又曰除痹，言不但逐血痹，更除皮肉筋骨之痹也。除皮肉筋骨之痹，则折跌绝筋亦可疗矣。久服则精气充足，故轻身不老。生者尤良，谓生时多津液而尤良，惜不能久贮远市也。后人蒸熟合丸，始有生、熟地之分。熟地黄功与力与生地黄相等，寒性稍减，蒸熟则黑，补肾相宜。

[愚按] 地黄入土最深，性惟下行，作汤则助其上达。《日华子》有天黄、地黄、人黄之分，谬矣。

叶天士曰：地黄，气寒，秉天冬寒之水气，入少阴肾经；味甘无毒，得地中正之土味，入足太阴脾经。气味重浊，阴也。地黄味甘益脾，脾血润则运动不滞；气寒益肾，肾气充则开合如式，血和邪解而痹疗矣。肾主骨，气寒益肾，则髓足而骨髓充；脾主肌肉，味甘润脾，则土滋而肌肉丰也。作汤除寒热积聚者，汤者荡也，或寒或热之积聚，汤能荡之也。盖味甘可以缓急，性寒可以去著也。其除痹者，血和则结者散，阴润则闭者通，皆补脾之功也。其疗折跌绝筋者，筋虽属肝，而养筋者脾血也，味甘补脾，脾血充足，则筋得养而自续也。久服，寒气益肾，肾气充，所以轻身；味甘益脾，脾血充，所以华面，所以不老，且先后二天交接，元气与谷气俱纳也。又曰除痹者，言不但除血痹，更除皮肉筋骨之痹也。除皮肉筋骨之痹，则折跌绝筋亦可疗也。生者尤良，谓其本性俱在也。

陈修园曰：地黄，《本经》名地髓，《尔雅》名苄，又名芑。唐以后九蒸九晒名熟地黄，苦味尽除，入于温补肾经丸剂，颇为相宜；若入汤剂及养血凉血等方，甚属不合。盖地黄专取其性凉而滑润流通，熟则腻滞不凉，全失其本性矣。徐灵胎辨之甚详，无何若辈执迷不悟也。

又曰：百病之极，穷不及肾。及肾，危症也，有大承气汤之急下法，有桃花汤之温固，有四逆汤、白通汤之回阳法，有黄连鸡子黄汤、猪苓汤之救阴法，有真武汤之行水法，有附子汤之温补法，皆所以救其危也。张景岳自创邪说，以百病之生，俱从肾治，误以《神农本经》上品服食之品，认为治病之药。《内经》云：五谷为养，五果为助，五菜为充，毒药攻邪。神农所列上品多服食之品，即五谷、五果、五菜之类也。玩"久服"二字，可见圣人药到病瘳，何以云久乎？凡攻邪以去病，皆取毒药。

 麦门冬

气味甘，平，无毒。主心腹结气，伤中伤饱，胃络脉绝，羸瘦短气。久服，不老不饥。

张隐庵曰：麦冬，一本横生，根颗连络，有十二枚者，有十四枚者，有十五六枚者，盖合于人身之十二络，加任之尾翳、督之长强为十四络，又加脾之大络（名大包）为十五络，又加胃之大络（名虚里）共十六络。惟圣人能体察之，用之以通脉络，并无"去心"二字。后人不详经义，不穷物理，相沿去心久矣，今特表正之。《经》云"主心腹结气，伤中伤饱，胃络脉绝"者，以麦冬根颗连络不断，能通达上下四旁，令结者解，伤者复，断者续，皆藉中心之贯通也。又主羸瘦短气者，补胃自能生肌，补肾自纳气也。久服轻身不老不饥者，先天与后天俱足，斯体健而耐饥也。

又曰：凡物之凉者，其心必热。热者，阴中之阳也。人但知去热，而不知用阳。得其阳，而后能通阴中之气。

叶天士曰：麦冬，气平，秉天秋平之阴气，入手太阴肺金；味甘无毒，得地中和之土味，入足太阴脾经。气降味和，阴也。心腹者，脾肺之分；结气者，邪热之气结也。其主之者，麦冬甘平，平能清热，甘能散结也。伤中者，阴伤也。甘平益阴，故主伤中。脾为胃行津液者也，脾血不润，则不能为胃行津液，而伤饱之症生矣。味甘而润，滋养脾血，故主伤饱。脉者血之府，胃与脾合，胃络脉绝者，脾血不统，脉络不与胃相接也。甘润养阴，所以续脉。脾主肌肉，而秉气于胃，脾阴不润，则肌肉不长；而胃气上逆，肺亦能呼不能吸，而气短促矣。麦冬味甘益脾，故主羸瘦；气平益肺，故主短气也。久服，肺气充，所以轻身；脾血润，所以不老不饥也。

陈修园曰：麦门冬，气味甘平，质性滋润，凌冬青翠，盖秉少阴冬水之精，上与阳明胃土相合。主治心腹结气者，麦冬一本横生，能通胃气于四旁，则上心下腹之结气皆散除矣。伤中者，经脉不和，中气内虚也。伤饱者，饮食不节，胃气壅滞也。麦冬秉少阴癸水之气，合阳明戊土，故治伤中伤饱。胃之大络内通于脉，胃络脉绝者，胃络不通于脉也。麦冬颗分心贯，横生土中，连而不断，故治胃络脉绝。胃虚则羸瘦，肾虚则气短，麦冬助胃补肾，故治羸瘦短气。久服则形体强健，故轻身；精神充足，故不老不饥。

天门冬

气味苦，平，无毒。主治暴风湿偏痹，强骨髓，杀三虫，去伏尸。久服，轻身益气，延年不饥。

张隐庵曰：天、麦二冬，皆秉少阴精水之气，麦门冬秉水精而上通乎阳明，天门冬秉水精而上通于太阳。后人有"天门冬补中有泻，麦门冬泻中有补"之说，不知何处引来，良可叹也。

叶天士曰：天门冬气平，秉天秋平之金气，入手太阴肺经；味苦无毒，得地寒凉之火味，入手少阴心经。气味俱降，阴也。其主暴风湿偏痹者，燥者濡之，热者清之，著者润之也。盖风本阳痹，风湿偏痹，发之以暴，暴病皆属于火者也。骨属肾水，天冬气平益肺，肺金生水，故骨髓强也。三蛊伏尸皆湿热所化，味苦可以除湿，气平可以清热，湿热下逐，三蛊伏尸皆去也。久服益肺，肺清则气化，故益气。气足则身轻，气治则延年，气满则不饥也。

陈修园曰：天门冬，《本经》言气味苦平，《别录》言甘寒，新出土时其味微苦，爆干则微甘也。性寒无毒，体质多脂，始生高山，盖秉寒水之气而上通于天，故有天冬之名。主治暴风湿偏痹者，言风湿之邪暴中于身，而成半身不遂之偏痹，天冬秉水天之气，环转运行，故可治也。强骨髓者，得寒水之精。杀三虫，去伏尸者，水阴之气上通于天也，水气通天则天气下降，故土中之三虫、泉下之伏尸皆杀去也。太阳为诸阳主气，故久服轻身益气；天气通贯于地中，故延年不饥。伏尸者，传尸鬼疰，泉下死鬼，瘵而为病也。天门冬能启水中之生阳，上通于天，故去伏尸。凡治传尸之药，皆从阴达阳，由下升上也。

葳蕤

气味甘，平，无毒。主中风暴热，不能动摇，跌筋结肉，诸不足。久服，去面黑䵟，好颜色，润泽，轻身不老。

张隐庵曰：葳蕤，气味甘平，质多津液，秉太阴湿土之精，以资中焦之汁。主中风暴热，不能动摇者，以津液为邪热所灼也。跌筋者，筋不柔和也；结肉者，肉无膏泽也。诸不足者，申明以上诸症，皆属津液不足也。久服则津液充满，故去面上之黑䵟，好颜色而肌肤润泽，且轻身不老也。

又曰：阴柔之药，岂堪重用？古人除治风热以外，绝不收用。自李时珍有"不寒不燥，用代参芪"之说，时医借为补剂，虚症恃此，百无一生，咎其谁识耶？

叶天士曰：葳蕤，气平无毒。主心腹结气，虚弱腰痛，茎中寒，及目痛眦烂泪出。秉天秋降之金气，入手太阴肺经；味甘无毒，得中和湿土之味，入足太阴脾经。气降味和，阴也。甘平之品，能清能润，故亦主心腹结气也。其主虚热者，甘能补虚，平可清热也。湿毒腰痛，及茎中寒，目痛眦烂泪出，皆太阳膀胱之病也。膀胱之经，起于目内眦，其直者，下项，挟脊，抵腰中，入循膂，络肾，属膀胱。膀胱本寒水之经，膀胱有湿毒，则湿气走腰而痛，走膀胱而茎寒矣，于是膀胱命火上炎于经络，目痛，内眦烂而泪出也。故其主之者，膀胱之开合，皆由于气化。葳蕤气平益肺，肺气降则小便通，湿行火降，而诸症自平矣。盖膀胱津液之府，肺乃津液之源，润其源则膀胱之湿亦行，所谓治病必求其本者如此。

陈修园曰：葳蕤，气味甘平，质多津液，秉太阴湿土之精，以资中焦之汁。中风暴热者，风邪中人，身热如曝也。不能动摇者，热盛于身，津液内竭，不濡灌于肌腠也。跌筋者，筋不柔和，则蹎蹶而如跌也。结肉者，肉无膏泽，则涩滞而如结也。诸不足者，申明中风暴热，不能动摇，跌筋结肉，是诸不足之症也。久服则津液充满，故去面上之黑䵟，好颜色而肌肤润泽，且轻身不老。

[愚按]葳蕤，润泽滑腻，秉性阴柔，故《本经》主治中风暴热，古方主治温风灼热，所治皆主风热之病。近医谓葳蕤有人参之功，无分寒热燥湿，一概投之以为补剂。不知阴病内寒，此为大忌。盖缘不考经书，咸为耳食所误。

牛膝

气味苦，酸，平，无毒。主寒湿痿痹，四肢拘挛，膝痛不可屈伸，逐血气伤热火烂，堕胎。久服，轻身不老。

张隐庵曰：《本经》谓百倍气味苦酸，概根苗而言也。今时所用，乃根下之茎，味甘臭酸，其性微寒。《易》曰：乾为马，坤为牛。牛之力在膝，取名牛膝者，秉太阴湿土之气化，而能资养筋骨也。主治寒湿痿痹，言或因于寒，或因于湿，而成痿痹之症也。痿痹则四肢拘挛，四肢拘挛则膝痛不可屈伸，牛膝秉湿土柔和之化，而资养筋骨，故能治之。血气伤热火烂，言血气为热所伤，则为火烂之症，牛膝味甘性寒，故可逐也。根下之茎，形如大筋，性唯下泄，故堕胎。久服则筋骨强健，故轻身耐老。

叶天士曰：牛膝，气平，秉天秋降之金气，入手太阴肺经；味苦酸无毒，得地木火之味，入足厥阴肝经、手厥阴心包络。气味皆降，阴也。肺热叶焦，发为痿痹，牛膝苦平清肺，肺气清则通调水道，寒湿下逐，营卫行而痿痹愈矣。湿热不攘，则大筋软短，而四肢拘挛，膝痛不可屈伸矣，牛膝苦酸，酸则舒筋，苦除湿热，所以主之也。逐血气者，苦平下泄，能逐气滞血凝也。伤热火烂者，热汤伤、火伤疮也。苦平清热，酸能收敛，则痛止而疮愈也。苦味伐生生之气，酸滑伤厥阴之筋，所以堕胎。久服则血脉流通无滞，所以轻身而耐老也。

陈修园曰：牛膝气平，秉金而入肺，味苦得火味而入心包，味酸得木味而入肝。唯其入肺，则能通调水道而寒湿行，胃热清而痿痹愈矣。唯其入肝，肝藏血而养筋，则拘挛可愈，膝亦不痛，而能屈伸矣。唯其入心包，苦能泻实，则血因气凝之病可逐也。苦能泻火，则热汤之伤与火伤之疮可愈也。苦味本伐生生之气，而又合以酸味，而遂大申其涌泄之权，则胎无不堕矣。久服轻身耐老者，又统言其流通血脉之功也。

杜仲

气味辛，平，无毒。主腰膝痛，补中，益精气，坚筋骨，强志，除阴下湿痒，小便余沥。久服，轻身耐老。

张隐庵曰：杜仲，皮色黑而味辛平，秉阳明、少阴金水之精气。腰膝痛者，腰乃肾府，少阴主之；膝属大筋，阳明主之。杜仲秉少阴、阳明之气，故腰膝之痛可治也。补中者，补阳明之中土也。益精气者，益少阴肾精之气也。坚筋骨者，坚阳明所属之筋，少阴所主之骨也。强志者，所以补肾也。阳明燥气上行，故除阴下湿痒，及小便余沥。久服则金水相生，精气充足，故轻身耐老。

［愚按］桑皮、桑叶有丝，蚕食桑而结茧，其色洁白，其质坚牢，秉金气也。藕与莲梗有丝，生于水中，得水精也。杜仲黑色味辛而多丝，故兼秉金水之气化。

叶天士曰：杜仲气平，秉天秋降之金气，味辛无毒，得地润泽之金味，专入手太阴肺经。气味升多于降，阳也。腰者肾之府，膝者肾之主也。杜仲辛平益肺，肺金生肾水，所以腰膝痛自止也。中者，阴之守也。辛平益肺，肺乃津液之化源，所以阴足而补中也。初生之水谓之精，天一之水也。杜仲入肺，肺主气而生水，所以益精气。精气益，则肝有血以养筋，肾有髓以填骨，所以筋骨坚也。肺主气，辛平益肺，则气刚大，所以志强。阴下者，即篡间，任脉别络也。湿痒者，湿也。杜仲辛平润肺，则水道通而湿行也。小便气化乃出，有余沥，气不收摄也。杜仲益肺气，气固即能摄精也。久服辛平益气，气充则身轻，辛润滋血，血旺则耐老也。盐水炒则入肾，醋炒则入肝，以类从也。

枸杞

气味苦，寒，无毒。主五内邪气，热中消渴，周痹风湿。久服，坚筋骨，轻身不老，耐寒暑。

张隐庵曰：枸杞，根、苗苦寒，花、叶紫赤，至严冬霜雪之中，其实红润可爱，是秉少阴水精之气，兼少阴君火之化也。主治五内热中消渴，谓五脏正气不足，邪气内生而为热，热中消渴之病，枸杞得少阴水精之气，故可治也。主治周痹风湿者，兼得少阴君火之化也。岐伯曰：周痹者，在于血脉之中，随脉以上，随脉以下，不能左右，各当其所。枸杞能助君火之神，出于血脉之中，故去周痹而除风湿。久服，益筋骨，轻身不老，耐寒暑者，亦得少阴水火之气化，而精神充足，阴阳交会也。

叶天士曰：枸杞子，气寒，秉天冬寒之水气，入足少阴肾经；味苦无毒，得地南方之火味，入手少阴心经。气味俱降，阴也。五内者，五脏之内也；邪气者，邪热之气也。盖五内为藏阴之地，阴虚所以有邪热也。其主之者，苦寒清热也。心为君火，肾为寒水，水不制火，火灼津液，则病热中消渴。其主之者，味苦可以清热，气寒可以益水也，水益火清，消渴自止。其主周痹风湿者，痹为闭症，血枯不运，而风湿乘之也。治风先治血，血行风自灭也。枸杞子苦寒益血，所以治痹。久服，苦益心，寒益肾，心肾交，则水火宁，而筋骨坚，筋骨坚则身轻，血足则色华，所以不老。耐寒暑者，气寒益肾，肾水足，可以耐暑；味苦益心，心火宁，可以耐寒也。

陈修园曰：五内为藏阴之地，热气伤阴，即为邪气，邪气伏于中，则为热中；热中则津液不足，内不能滋润脏腑而为消渴，外不能灌溉经络而为周痹，热盛则成风，热郁则生湿，种种相因，唯枸杞之苦寒清热，可以统主之。久服，"轻身不老，耐寒暑"三句，则又申言其心肾交补之功，以"肾"字从"坚"，补之所以坚之也，坚则身健而轻，自忘老态。且肾水足可以耐暑，心火宁可以耐寒，洵为服食之上剂。然"苦寒"二字，《本经》概根、苗、花、子而言。若单论子，严冬霜雪之中，红润可爱，是秉少阳水精之气，兼少阴君火之化，为补养心肾之良药，但性缓，不可以治大病、急病耳。

枸杞苗（附）

气味苦，寒。主除烦益志，补五劳七伤，壮心气，去皮肤骨节间风，消热毒，散疮肿。(《日华本草》)

地骨皮（附）

气味苦，寒。主去骨热消渴（孟诜）。

枸杞子（附）

气味甘，寒。主坚筋骨，耐老，除风，去虚劳，补精气。（《食疗本草》）

女贞子

气味苦，平，无毒。主补中，安五脏，养精神，除百病。久服，肥健轻身不老。

张隐庵曰：三阳为男，三阴为女，女贞秉三阴之气，岁寒操守，因以为名。味苦性寒，得少阴肾水之气也；凌冬不凋，得少阴君火之化也；作蜡坚白，得太阴肺金之气也；结实而圆，得太阴脾土之气也；四季长青，得厥阴风木之气也。女贞属三阴而秉五脏五行之气化，故补中，安五脏也。水之精为精，火之精为神，秉少阴水火之气，故养精神。人生百病，不外五行，女贞备五脏五行之气，故除百病。久服则水火相济，五脏安和，故肥健轻身不老。

叶天士曰：女贞，气平，秉天秋收之金气，入手太阴肺经；味苦无毒，得地南方之火味，入手少阴心经。气味俱降，阴也。中者，阴之守也；五脏者，藏阴者也。女贞气平益肺，肺为津液之化源，所以补中而脏安也。心者神之居，肺者水之母，入心肺而益阴，阴足气充，气足神旺精生，所以主养精神也。气失其平则为病，女贞气平益肺，肺主气，气得其平，则百病皆除矣。人身有形之皮肉筋骨，皆属阴者也。女贞苦平益阴，则肌肉自丰，筋骨自强也。心者身之本，其华在面，肺者气之源，气足则身轻血华，故不老。

五加皮

气味辛，温，无毒。主治心腹疝气腹痛，益气疗躄，小儿五岁不能行，疽疮阴蚀。

张隐庵曰：五加皮，色备五行，花乃五出，乃五车星之精也，为修养长生不老之药。主治心腹疝气，乃心病而为少腹有形之疝也。黄帝问曰：诊得心脉而急，此为何病？病形何如？岐伯曰：病名心疝，少腹当有形者是也。腹痛，乃脾病而致腹痛也。益气，乃肺病气虚，五加皮能益其气也。疗躄，乃肝病筋虚，五加皮能强筋疗躄也。小儿五岁不能行，乃肾病骨虚，五加皮能补肾骨，故治小儿五岁不能行。治疽疮者，诸疮痛痒，皆属心火，五加皮助精水上滋，而能济其火也。治阴蚀者，虫乃阴类，阴虚则生，五加皮能益君火，而下济其阴也。

夫五加皮、女贞实，咸秉五运之气化，女贞皆言养正，五加皆言治病，须知养正则病自除，治病则正自养。东华真人《煮石经》云：何以得长久，何不食金盐？何以得长寿，何不食玉豉？玉豉，地榆也。金盐，五加也。取名金盐、玉豉，咸乃水味，豉乃水谷，得先天水精，以养五脏之意。昔人有言曰：宁得一把五加，不用金玉满车；宁得一斤地榆，不用明月宝珠。又，鲁定公母服五加皮酒，以致不死，尸解而去。张子声、杨建始、王叔牙、于世彦等皆服此酒，而房事不绝，得寿三百岁。亦可为散，以代茶汤。

又曰：五加者，五车星之精也。水应五湖，人应五德，位应五方，物应五车，故有青精入茎，则有东方之液；白气入节，则有西方之津；赤气入华，则有南方之光；元精入根，则有北方之精；黄烟入皮，则有戊己之灵。五神镇生，相转育成，饵之者真仙，服之者反婴。是五加乃服食养生之上品，而《本经》不言"久服延年"，或简脱也。

肉苁蓉

气味甘，微温，无毒。主五劳七伤，补中，除茎中寒热痛，养五脏，强阴，益精气，多子，妇人癥瘕。久服，轻身。

张隐庵曰：马为火畜，精属火阴，苁蓉感马精而生，其形似肉，气味甘温，盖秉少阴水火之气，而归于太阴坤土之药也。土性柔和，故有从容之名。五劳者，志劳、思劳、烦劳、忧劳、恚劳；七伤者，喜、怒、思、悲、忧、恐、惊七情所伤也。水火阴阳之气，会归于中土，则五劳七伤可治矣。得太阴坤土之精，故补中。得少阴水火之气，故除茎中寒热痛。阴阳水火之气，归于太阴坤土之中，故养五脏。强阴者，火气盛也。益精者，水气盛也。多子者，水火阴阳皆盛也。妇人癥瘕，乃血精留聚于郛郭之中，土气盛而癥瘕自消。故久服轻身。

叶天士曰：肉苁蓉，气温，温秉天春升之木气，入足厥阴肝经；味甘无毒，得地中正之土气，入足太阴脾经；色黑而润，制过味咸，兼入足少阴肾经。气味俱浊，降多于升，阴也。填精益髓，又名黑司令。五劳者，伤劳五脏之真气也；七伤者，食伤、饮伤、忧伤、房室伤、喜伤、劳伤、经络营卫气伤之七伤也。七者皆伤真阴，肉苁蓉甘温滑润，能滋元阴之不足，所以主之也。中者，阴之守也，甘温益阴，所以补中。茎，玉茎也。寒热痛者，阴虚火盛，或寒或热而结痛也。苁蓉滑润，滑以去著，所以主之也。气温润阴，故养五脏。阴者，宗筋也，宗筋为肝，肝得血则强。苁蓉甘温，益肝血，所以强阴也。黑入肾，补益精髓，精足则气充，故益精气。精气足，则频御女，所以多子也。妇人癥瘕皆由血成，肉苁蓉润而咸，咸以软坚，滑以去著，温以散结，所以主之也。久服，肝脾肾精气充足，所以身轻也。

陈修园曰：肉苁蓉，是马精落地所生，取治精虚者，同气相求之义也。凡五劳七伤，久而不愈，未有不伤其阴也。苁蓉补五脏之精，精足则阴足矣。茎中者，精之道路，精虚则寒热而痛，精足则痛止矣。又，滑以去著。精生于五脏，而藏之于肾，精足，阳举，精坚，令人多子矣。妇人癥瘕皆由血瘀，精足则气充，气充则瘀行矣。叶天士注癥瘕之治，谓其咸以软坚，滑以去著，温以散结，犹浅之乎测苁蓉也。

巴戟天

气味辛，甘，微温，无毒。主大风邪气，阴痿不起，强筋骨，安五脏，补中，增志，益气。

张隐庵曰：巴戟天，生于巴蜀，气味辛甘，秉太阴金土气化，其性微温，经冬不凋，又秉太阳标阳之气化。主治大风邪气者，得太阴之金气，金能制风也。治阴痿不起，强筋骨者，得太阳之标阳，阳能益阴也。安五脏，补中者，得太阴之土气，土气盛则安五脏而补中。增志者，肾藏志而属水，太阳天气下运于水中也。益气者，肺主气而属金，太阴天气外合乎肺也。

叶天士曰：巴戟天，气微温，秉天春升之木气，入足厥阴肝经；味辛甘无毒，得地金土二味，入足阳明燥金胃经。气味俱升，阳也。风气通肝，巴戟入肝，辛甘发散，主大风邪气，散而泻之也。阴者，宗筋也，宗筋属肝，痿而不起，则肝已全无鼓动之阳矣。巴戟气温益阳，所以主之。

盖巴戟治阳虚之痿，淫羊藿治阴虚之痿也。肝主筋，肾主骨，辛温益肝肾，故能强筋骨也。胃者，五脏之原，十二经之长，辛甘入胃，温助胃阳，则五脏皆安也。胃为中央土，土温则中自补也。肾通气而藏志，巴戟气温益肝。肝者，敢也，肝气不馁，则不耗肾，而志气增益也。

陈修园曰：巴戟天，气微温，秉天春升之木气，入足厥阴肝经；味辛甘无毒，得地金土二味，入足阳明燥金胃。虽气味有土木之分，而其用统归于温肝之内，《佛经》以风轮主持大地，即是此义。《本经》以"主大风"三字提纲两见，一见于巴戟天，一见于防风，阴阳造化之机，一言道出。《金匮》云：风能生万物，亦能害万物。防风主除风之害，巴戟天主得风之生，不得滑口读去。盖人居大块之中，乘风以行鼻息呼吸，不能顷刻去风。风即是气，风气通于肝，和风生人，疾风杀人。其主大风者，谓其能化疾风为和风也。邪气者，五行正气不得风而失其和，木无风则无以遂其条达之情，火无风则无以遂其炎上之性，金无风则无以成其坚劲之体，水无风则潮不上，土无风则植不蕃。一得巴戟天之用，则到处皆春，而邪气去矣。邪气去而五脏安，自不待言也。况肝之为言敢也。肝阳之气，行于宗筋，而阴痿起；行于肾脏，肾藏志而志增，肾主骨而骨强；行于脾脏，则震坤合德，土木不害，而中可补。"益气"二字，又总结通章之义。气即风也，逐而散之，风散即为气散，生而亦死；益而和之，气和即是风和，死可回生。非明乎生杀消长之道者，不可以语此。

五味子

气味酸，温，无毒。主益气，咳逆上气，劳伤羸瘦，补不足，强阴，益男子精。

张隐庵曰：五味子，色味咸五，乃秉五运之精气，味酸温，得东方长生之气，故主益气。肺主呼吸，发源于肾，上下相交。咳逆上气，则肺肾不交，五味子能启肾藏之水精，上通于肺，故治咳逆上气。本于先天之水，化生后天之木，则五脏相生，精气充足，故治劳伤羸瘦，补不足。核形象肾，入口生津，故主强阴。女子不足于血，男子不足于精，故益男子精。

叶天士曰：五味子，气温，秉天春升之木气，入足少阳胆经；味酸无毒，得地东方之木味，入足厥阴肝经。气升味降，阴也。胆者，担也，生气之原也；肝者，敢也，以生血气之脏也。五味气温胆，味酸益肝，益肝所以益气。肝血虚，则木枯火炎，乘以不胜，病咳逆上气矣。五味酸以收之，温以行之，味过酸则肝以津，而火不炎矣。肝气不足，则不胜作劳，劳则伤其真气，而肝病乘脾，脾主肌肉，故肌肉瘦削。五味子酸以滋肝，气温治劳，所以主劳伤羸瘦也。肝胆者，东方生生之脏腑，万物荣发之经也。肝胆生发，则余脏从之宣发，五味子益胆气而滋肝血，所以补不足也。阴者，宗筋也，肝主筋，味酸益肝，肝旺故阴强也。酸温之品，收敛元阳，敛则阴生，精者阴气之英华，所以益男子精也。

陈修园曰：五味子，气温味酸，得东方长生之气而主风。人在风中而不知风，犹鱼在水而不见水，人之鼻息出入，顷刻离风而死，可知人之所以生者风也。风气通于肝，即人生之木气。《庄》云：野马也，尘埃也，生物之息，以相吹也。"息"字有二义：一曰生息，一曰休息。五味子温以逐木气之发荣，酸以敛木气之归根，生息休息，皆所以益其生生不穷之气。倘其气不治，咳逆上气者，风木挟火气而乘金。为劳伤，为羸瘦，为阴痿，为精虚者，即《金匮》所谓"虚劳，诸不足，风气百疾"是也。风气通于肝，先圣提出虚劳大眼目，惜后人不能申明其义。五味子，益气中大具开阖升降之妙，所以概主之也。唐宋以下诸家，有谓其"具五味而兼治五脏"者，有谓其"酸以敛肺，色黑入肾，核似肾而补肾"者，想当然之说，究非定论也。然肝治，五脏得其生气而安，为《本经》言外之正旨。仲景佐以干姜，助其温气，俾气血与味相得而益彰，是补天手段。

蛇床子

气味苦，辛，无毒。主男子阴痿湿痒，妇人阴中肿痛，除痹气，利关节，癫痫，恶疮。久服，轻身，好颜色。

陈修园曰：蛇床子，气味苦辛，主男子阴痿湿痒，妇人阴中肿痛，除痹气，其性温热，得少阴君火之气，秉火气而下济其阴寒也。除痹气，利关节，秉火气而外通其经脉也。心气虚而寒邪盛，则癫痫；心气虚而寒邪盛，则生恶疮。蛇床子味苦性温，能益心气虚，故治癫痫、恶疮。久服则火土相生，故轻身；心气充盛，故好颜色。蛇，阴类也，蛇床子性温热，蛇虺喜卧于中，嗜食其子，犹山鹿之嗜水龟，潜龙之嗜飞燕，盖取彼之所有，以资己之所无，故阴痿虚寒所宜用也。李时珍曰：蛇床子，神农列为上品，不独助男子，且有益于妇人，乃世人舍此而求补药于远域，且近时但用为疮药，惜哉。

覆盆子

气味酸，平，无毒。主安五脏，益精气，长阴，令人坚，强志，倍力，有子。久服，轻身不老。

陈修园曰：《本经》名蓬蘽，以其藤蔓繁衍，苗叶不凋，结子则蓬蓬而蘽蘽也。《别录》名覆盆，以其形圆而扁，如釜如盆，就蒂结倒垂向下，一如盆之下覆也。气味酸平，藤蔓繁衍，具春生夏长之气；覆下如盆，得秋时之金气；冬叶不凋，得冬令之水精；结实形圆，具中央之土气。体备四时，质合五行，故主安五脏。肾受五脏之精而藏之，故益精气而长阴，肾气充足，则令人坚，强志，倍力，有子。是覆盆虽安五脏，补肾居多，所以然者，水天上下之气，交相输应也。天气下覆，水气上升，故久服轻身不老。

菟丝子

气味辛，甘，平，无毒。主续绝伤，补不足，益气力，肥健人。

《别录》云：久服，明目，轻身，延年。

张隐庵曰：凡草木子实，得水湿清凉之气后能发芽，菟丝子得沸汤火热之气，而有丝芽吐出，盖秉性纯阴，得热气而发也。气味辛甘，得手足太阴天地之气化，寄生空中，丝经缭绕，故主续绝伤；续绝伤，故能补不足；补不足，故能益气力；益气力，故能肥健人。兔乃明月之精光，阴精所奉其人寿，故轻身延年。

叶天士曰：菟丝子，气平，秉天秋平之金气，入手太阴肺经；味辛甘无毒，得地金土二味，入足太阴脾经、足阳明燥金胃经。气味升多于降，阳也。其主续绝伤者，肺主津液，脾统血，辛甘能润，润则绝伤续也。肺主气，脾主血，胃者十二经之本，气平而味辛甘，则气血俱益，故补不足也。气力者，得于天，充于谷，辛甘益脾胃，则食进而气力充也。脾胃为土，辛甘能润，土润则肌肉自肥也。

陈修园曰：菟丝，肺药也，然其为用在肾而不在肺，子中脂膏最足，绝类人精，金生水也。主续绝伤者，子中脂膏如丝不断，利于补续也。补不足者，取其最足之脂膏，以填补其不足之精血也。精血足则气力自长，肥健自增矣。久服，肾水足则目明，肾气壮则身轻。华元化云：肾者，性命之根也。肾得补则延年。

沙参

气味苦，微寒，无毒。主血结惊气，除寒热，补中，益脾气。

《别录》云：久服，利人。

张隐庵曰：沙参，生于近水之沙也，其性全寒，苦中带甘，故曰微寒，色白多汁，秉金水之精气。血结惊气者，荣气内虚，故血结而惊气也。寒热，卫气外虚，故肌皮不和而寒热也。补中者，补中焦之津液，补则血结惊气可治矣。益肺者，益肺气于皮毛，益肺则寒热可治矣。所以然者，秉水精而补中，秉金精而益肺也。久服则血气调而荣卫和，故利人。

叶天士曰：沙参，气微寒，秉天初冬之水气，入足少阴肾经；味苦无毒，得地南方之火味，入少阴心经。气味俱降，阴也。心主血而藏神，神不宁则血结而易惊矣。结者散之，惊者平之，沙参味苦能散，气寒能平也。心火秉炎上之性，火郁则寒，火发则热，苦寒之味，能清心火，故除寒热。阴者，所以守中者也。气寒益阴，所以补中。肺为金脏，其性畏火，沙参入心，苦寒清火，故能益肺气也。

陈修园曰：沙参，气微寒，秉水性而入肾；味苦无毒，得水性而入心。谓其得水性，以泻心火之有余也，心火亢所以主之。血不行而为结，而味之苦可以攻之。心火亢，则所藏之神不宁而生惊，而气之寒可以平之。心火秉炎上之性，火郁则寒，火发则热，而苦寒可以清心火，故能除寒热也。阴者，所以守中者也。苦寒益阴，故补中，补中则金得土生，无火克，所以益肺气也。

［愚按］《本经》人参、沙参气味甘，性皆微寒。后人改人参微温。人参味甘，甘中带苦，故曰微寒。沙参全寒，苦中带甘，故曰微寒。先圣立言，自有深意，后人不思体会而审察之，擅改圣经，误人最甚。

泽泻

气味甘，寒，无毒。主风湿痹，乳难，养五脏，益气力，肥健，消水。久服，耳目聪明，不饥，延年，轻身，面生光，能行水上。

张隐庵曰：泽泻，水草也，气味甘寒，能启水阴之气，上滋中土。主治风寒湿痹者，启在下之水津，从中土而灌溉于肌肉皮肤也。乳者，中焦之汁，水津滋于中土，故治乳难。五脏受水谷之精，泽泻泻泽中之土，故养五脏。肾者作强之官，水精上滋，故益气力。从中土而灌溉于肌腠，故肥健。水气上而后下，故消水。久服而耳目聪明者，水济其火也。不饥，延年者，水滋其土也。轻身，面生光者，水泽外注也。能行水上者，言其耳目聪明，不饥，延年，轻身而面生光者，以其能行在下之水而使之上也。

叶天士曰：泽泻，性寒，秉天冬寒之水气，入足太阳寒水膀胱经；味甘无毒，得地中正之土味，入足太阴脾经。气降味和，阴也。其主风寒湿痹者，风寒湿三者合而成痹，痹则血闭而肌肉麻木也；泽泻味甘益脾，脾湿去，则血行而肌肉活，则痹症疗矣。其主乳难者，脾主血，血不化，乳所以难也；味甘益脾，脾湿行，则血运而乳通也。其主五脏，益气力肥健者，盖五脏藏阴者也，而脾为之源，脾主肌肉而性恶湿，泽泻泻湿，湿去则健脾，脾乃后天之本，所以肌肉长而气力益，阴气充而五脏得养也。其消水入膀胱，寒气下泄也。久服，耳目聪明，不饥，延年，轻身者，肾与膀胱为表里，膀胱水道通，则肾之精道固，精足则气充，肾开窍于耳，所以耳聪；水之精为目瞳子，所以目明；肾者胃之关，关门固，所以不饥；肾气纳，所以轻身延年也。其言面生光，能行水上者，脾为湿土，湿则重，燥则轻，轻则能行水上也；脾统血，血充则面有光彩也。盖表其有利水固肾之功，燥湿健脾之效也。

陈修园曰：泽泻，气寒，水之气也；味甘无毒，土之味也。生于水而上升，能启水阴之气，上滋中土也。其主风寒湿痹者，三者以湿为主，此能启水气上行而复下，其痹即从水气而化矣。其主乳难者，能滋水精于中土而为汁也。其"主五脏，益气力，肥健"等句，以五脏为藏阴，而脾为五脏之原，一得水精之气，则能灌溉四旁，俾五脏循环而受益，不特肥健，消水，不饥，见五脏之功，而肺得水精气而气益，心得水精之气而力益，肝得水精之气而目明，肾得水精之气而耳聪，且形得水精之气而体轻，色得水精之气而面生光泽，一生得水精之气而延年。所以然者，久服之功，得行在下之水而使之上也。此物形圆，一茎直上，无下行之性，故其功效如此。今人以咸水拌炒，则反掣其肘矣。

菖蒲

气味辛，温，无毒。主治风寒湿痹，咳逆上气，开心孔，补五脏，通九窍，明耳目，出声音，主耳聋，痈疮，温肠胃，止小便利。久服，轻身，不忘，不迷惑，延年，益心智，志高不老。

张隐庵曰：太阳之气生于水中，上与肺金相合而主神。菖蒲生于水石之中，气味辛温，乃秉太阳寒水之气，而上合于心肺之药也。主治风寒湿痹，咳逆上气者，太阳之气上与肺气相合，而出于肌表也。开心孔者，太阳之气上与心气相合，而运其神机也。五脏在内，九窍在外，肝开窍于二目，心开窍于二耳，肺开窍于二鼻，脾开窍于口，肾开窍于前后二阴。菖蒲秉寒水之精，能濡五脏之窍，故内补五脏，外通九窍，明耳目，出声音，是通耳目口鼻之上窍也。又曰主耳聋痈疮者，言耳不能听而为耳痈之耳疮，菖蒲并能治之。温肠胃，止小便利，是通前后二阴之下窍也。菖蒲气味辛温，性惟上行，故温肠胃而止小便之过利。久服则阳气盛，故轻身；心气盛，故不忘。寒水之精，太阳之阳，标本相合，故不迷惑而延年。益心智者，菖蒲益心，心灵则智生。高智不老者，水精充足，则肾志高强，其人能寿而不老。

叶天士曰：菖蒲，气温，秉天春和之木气，入足厥阴肝经；味辛无毒，得地西方之金味，入手太阴肺经。气味俱升，阳也。风寒湿三者合而成痹，痹则气血俱闭。菖蒲入肝，肝藏血；入肺，肺主气，气下能行，味辛能润，所以主之也。辛润肺，润则气降，而咳逆上气自平。辛温为阳，阳主开发，故开心窍。辛润肺，肺主气；温和肝，肝藏血，血气调和，五脏俱补矣。通九窍者，辛温开发也。辛温为阳，阳气出上窍，故明耳目。肺主音声，味辛润肺，故出音声。主耳聋，即明耳目之功也。治痈疮者，辛能散结也。肠胃属于手足阳明经，辛温为阳，阳充则肠胃温也。膀胱寒则小便不禁，菖蒲辛温温肺，肺乃膀胱之上源，故止小便利也。久服轻身，肝条畅也。不忘，不迷惑，阳气充而神明也。延年，阳气盛而多寿也。益心智，志高，辛温为阳，阳主高明也。不老，温能活血，血充，面华也。

陈修园曰：菖蒲，性用略同远志，但彼苦而此辛，且生于水石之中，得太阳寒水之气。其味辛，合于肺金而主表；其气温，合于心包络之经，通于君火而主神。其主风寒湿痹，咳逆上气者，从肺驱邪以解表也。"开心窍"至末句，皆言补心之效，其功同于远志。声音不出，此能入心，而转舌入肺以开窍也。痈疮为心火，而此能宁之。心火下济而光明，故能温肠胃而止小便利也。但菖蒲秉水精之气，外通九窍，内濡五脏，其性自下以行于上，与远志自上以行于下者有别。

远志

气味苦，温，无毒。主咳逆伤中，补不足，除邪气，利九窍，益智慧，耳目聪明，不忘，强志强力。久服，轻身不老。

张隐庵曰：远志，气味苦温，根荄骨硬，秉少阴心肾之气化。苦温者，心也；骨硬者，肾也。心肾不交，则咳逆伤中，远志交通心肾，故治咳逆伤中。补不足者，补心肾之不足。除邪气者，除心肾之邪气。利九窍者，水精上濡空窍于阳，下行二便于阴也。神气相通，则益智慧；智慧益，则耳目聪明。心气盛，则不忘；肾气盛，则强志倍力。若久服则轻身不老。《抱朴子》云：陵阳子仲服远志二十余年，有子三十七人，开书所视，记而不忘。此轻身不老之一征也。

叶天士曰：远志，气温，秉天春和之木气，入足厥之肝经；味苦无毒，得地南方之火味，入手少阴心经；气温味苦，入手厥阴心包络。气升味降，阳也。中者，脾胃也。伤中，脾胃阴气伤也。远志味苦下气，气温益阳气，温则咳逆除，阳益则伤中愈也。补不足者，温苦之品，能补心肝二经之阳不足也。除邪气者，温苦之气味，能除心、肝、包络郁结之邪气也。气温益阳，阳主开发，故利九窍。九窍者，耳、目、鼻各二，口、前后阴各一也。味苦清心，心气光明，故益智慧。心为君主，神明出焉，天君明朗则五官皆慧，故耳目聪明不忘也。心之所之谓之志，心灵则志强。肝者，敢也，远志畅肝，肝强则力倍。久服轻身不老者，心安则坎离交济，十二官皆安，阳平阴秘，则血旺气充也。

陈修园曰：按远志气温，秉厥阴风木之气，入手厥心包络；味苦，得少阴君火之味，入手少阴心经。然包络为相火，而主之者，心也。火不刑金，而咳逆之病愈。主明则下安，安则不外兴利除弊两大事，即补不足、除邪气之说也。心为一身之主宰，凡耳目口鼻之类，无一不待其使令，今得远志以补之，则九窍利，智慧益，耳聪目明，记不忘，志强力壮。所谓天君泰然，百体从令者，此也。又云久服轻身不老者，即《内经》所云"主明则下安，以此养生则寿"之说也。夫曰养身，又曰久服，言其为服食之品，不可以之治病，故经方中绝无此味。今人喜服丸药补养，久则增气而成病。唯以补心之药为主，又以四脏之药为佐，如四方诸侯皆出所有以资天子，即乾纲克振，天下皆宁之道也。诸药皆偏，唯专以补心则不偏。《抱朴子》谓"陵阳子服远志二十七年，有子三十七人，开书所视，记而不忘"者，其久服之效也。若以之治病，则失经旨矣。

细辛

气味辛，温，无毒。主咳逆上气，头痛脑动，百节拘挛，风湿痹痛，死肌。久服，明目，利九窍，轻身长年。

张隐庵曰：细辛，气味辛温，一茎直上，其色赤黑，秉少阴泉下之水阴，而上交于太阳之药也。少阴为水脏，太阳为水腑，水气相连于皮毛，内合于肺，若循行失职，则病咳逆上气，而细辛能治之。太阳之脉，起于目内眦，从颠络脑，若循行失职，则病头痛脑动，而细辛亦能治之。太阳之气主皮毛，少阴之气主骨髓，少阴之气不合太阳，则风湿相侵，痹于筋骨，则百节拘挛，痹于腠理，则为死肌，而细辛皆能治之。其所以能治之者，以气胜之也。久服明目，利九窍者，水精之气濡于空窍也。九窍利，则轻身而延年矣。

又曰：宋·元祐陈承，谓细辛单用末，不可过一钱，多则气闭不通则死。近人多以此语忌用，而不知辛香之药，岂能闭气？上品无毒之药，何不可多用？方书类此之言不少，学者不善详审而遵守之，岐黄之门，终身不能入矣。

叶天士曰：细辛，气温，秉天春升之木气，入足厥阴肝经；味辛无毒，得地西方之金味，入手太阴肺经。气味俱升，阳也。肺属金而主皮毛，形寒饮冷则伤肺，肺伤则气不降，而咳逆上气之症生矣。细辛入肺，温能散寒，所以主之。风为阳邪而伤于上，风气入脑则头痛脑动，风性动也，其主之者，风性通肝，入肝，辛能散也。地之湿气，感则害人皮肉筋骨，百节拘挛，湿伤筋骨也；风湿痹痛，湿伤肉也；死肌，湿伤皮也。细辛辛温，散湿活血，则皮肉筋骨之邪散而愈也。久服，辛温畅肝，肝开窍于目，五脏津液上奉，故目明；辛温开发，故利九窍；肝木条达，以生气血，所以轻身长年也。

柴胡

气味苦，平，无毒。主心腹肠胃中结气，饮食积聚，寒热邪气，推陈致新。久服，轻身，明目，益精。

张隐庵曰：柴胡春生，白蒻香美可食，香从地出，直上云霄，其根苦平，秉太阴坤土之气，而达于太阳之药也。主治心腹肠胃中结气者，心为阳中之太阳而居上，腹为阴中之太阴而居下，肠胃居心腹之中，柴胡从坤土而治肠胃之结气，则心腹之正气自和矣。治饮食积聚，土气调和也。治寒热邪气，从阴出阳也。从阴出阳，故推陈堃而致新谷。土气调和，故久服轻身。阴气上出于阳，故明目。阳气下交于阴，故益精。

［愚按］柴胡乃从太阴地土、阳明中土而外达于太阳之药也，故仲祖《卒病论》言伤寒中风，不从表解，太阳之气逆于中土，不能枢转外出，则用小柴胡汤，达太阳之气于肌表，是柴胡并非少阳主药。后人有"病在太阳而用柴胡，则引邪入于少阳"之说，则庸愚无稽之言。后人宗之，鄙陋甚矣。

叶天士曰：柴胡，气平，秉天中正之气；味苦无毒，得地炎上之火味。胆者，中正之官，相火之府，所以独入足少阳胆经。气味轻升，阴中之阳，乃少阳也。其主心腹肠胃中结气者，心腹肠胃，五脏六腑也，脏腑共十二经，凡十一脏皆取决于胆，柴胡轻清升达胆气，胆气条达则十一脏从之宣化，故心腹肠胃中凡有结气，皆能散之也。其主饮食积聚者，盖饮食入胃，散精于肝，肝之疏散，又藉胆为生发之主。柴胡升发胆气，肝能散精，而饮食积聚自下矣。少阳经行半表半里，少阳受邪，邪并于阴则寒，邪并于阳则热，柴胡和解少阳，故主寒热之邪气也。春气一至，万物俱生，柴胡得天地春升之性，入少阳以生血气，故主推陈致新也。久服，清气上升，则阳气自强，所以轻身。五脏六腑精华上奉，所以明目。清气上行，则阴气下降，所以益精。精者，阴气之精华也。

本草三家合注

升麻

气味甘，苦，平，微寒，无毒。主解百毒，杀百精老物殃鬼，辟瘟疫瘴气，邪气蛊毒入口皆吐出，中恶腹痛，时气毒疠头痛，风热风肿诸毒，喉痛口疮。久服不夭，轻身长年。

张隐庵曰：柴胡、升麻皆达太阳之气，从中土以上升。柴胡从中土而达太阳之标阳，升麻兼启太阳之寒水，细辛更兼寒水之气，启于泉下，而内合少阴，三者大义相似，而功用少别。具身转周偏之功，故又名周麻。防风、秦艽、乌药、防己、木通、升麻皆纹如车辐，而升麻更觉空通。

叶天士曰：升麻，气平微寒，秉天秋平冬寒金水之气，入手太阴肺经、足太阳膀胱经、手太阳小肠经；味苦甘无毒，得地南方中央火土之味，入手少阴心经；味苦则燥，入足阳明胃经。气味轻清，阳也。其解百毒者，气平而寒，味苦而甘，能清能和，所以解毒也。杀百精老物殃鬼者，升麻秉平寒之气，则得清阳通达之性，能破幽暗，制精鬼也。瘟疫瘴气，甘能和，所以能辟之也。蛊毒，阴恶败坏之毒，阴毒邪气，皆天地郁塞熏蒸之气也。平寒能清，苦能泄之，甘味能和能解，故药入口，蛊即吐出也。其主中恶腹痛者，甘能解毒，苦能泄邪也。其主时气毒疠头痛者，甘平和毒，苦寒清热，平苦又燥湿也。其主寒热风肿诸毒者，平甘以和之，寒苦以清之，入膀胱，能散寒热风肿也。喉痛口疮，火郁于上也，其主之者，苦寒之味，火郁发之也。久服不夭，轻身延年者，升麻为阴中之阳，能升阳气于至阴之下，阴精所奉其人寿也。盖必佐补药，方可久服耳。

陈修园曰：气味甘苦平，甘者土也，苦者火也，主从中土而达太阳之气也。太阳标阳本寒，故微寒。盖太阳秉寒水之气，而行于肤表，如天气之下连于水也。太阳在上，则天日当空，光明清湛，清湛故解百毒，光明故杀百精老物殃鬼。太阳之气行于肤表，故辟瘟疫、疠气、邪气。太阳之气行于地中，故蛊毒入口皆吐出。治蛊毒，则中恶腹痛自除。辟瘟疫、瘴气、邪气，则时气毒疠头痛寒热自散。寒水之气滋于外而济于上，故治风肿诸毒，喉痛口疮。久服则阴精上滋，故不夭；阳气盛，故轻身；阴气充足，则长年矣。尝考凡物纹如车轮者，皆有升转循环之用，防风、秦艽、乌药、防己、木通、升麻皆纹如车辐，而升麻更空通，所以升转其捷也。

桂

气味辛，温，无毒。主上气咳逆，结气喉痹，吐吸，利关节，补中益气。久服通神，轻身不老。

张隐庵曰：桂木，经冬不凋，气味辛温，其色紫赤，水中所生之木火也。肺肾不交，则为上气咳逆之症，桂启水之生阳上交于肺，则上气平而咳逆除矣。结气喉痹者，三焦之气不行于肌腠，则结气而为喉痹。桂秉少阴之水气，通利三焦，则结气通而喉痹可治矣。吐吸者，吸不归根即吐出也。桂能引下气与上气相接，则吸入之气直至丹田而后出，故治吐吸也。关节者，两肘、两腋、两髀、两腘皆机关之室，周身三百六十五节皆神气之周行。桂助心火之气，使心主之神而出入于机关，游行于骨节，故所以利关节也。补中益气者，补中焦而益上下之气也。久服则阳气盛而光明，故通神；三焦明通会元真于肌腠，故轻身不老。

叶天士曰：桂，气温，秉天春和之气，入足厥阴肝经；味辛无毒，得地西方润泽之金味，入手太阴肺经。气味俱升，阳也。肺为金脏，形寒饮冷则伤肺，肺伤则气不下降，而上气咳逆矣。桂性温，温肺，肺温则气下降，而咳逆止矣。结气喉痹吐吸者，痹者闭也，气结于喉，闭而不通，但吐而不能吸也。桂辛温，散结行气，则结者散而闭者通，不吐而能吸也。辛则能润，温则筋脉和，而关节利矣。中者脾也，辛温则畅达肝气，而脾经受益，所以补中益气者，肺主气，肺温则真气流通而受益也。久服通神轻身，而身轻不老也。

陈修园曰：桂，牡桂也，（牡，阳也）即今之桂枝、桂皮也。箘桂也，即今之肉桂、厚桂也。然生发之机在枝干，故仲景方中所用俱是桂枝，即牡桂也。时医以桂枝发表，禁不用，而所用肉桂又必刻意求备，皆是为施治不必愈卸罪巧法。

羌活

气味苦，甘，平，无毒。主风寒所击，金疮止痛，奔豚，痫痓，女子疝瘕。久服，轻身耐老。

张隐庵曰：羌活，初出土时苦中有甘，晒干则气平味苦，故《本经》

云气味苦甘平。其色黄紫，气甚芳香，生于西蜀，秉手足太阴金土之气化。风之所击，如客在门而扣击之，从皮而入肌腠也。羌活秉太阴肺经之气，则御皮毛之风寒；秉太阴脾土之气，则御肌腠之风寒，故主治风寒所击。金疮止痛，秉土气而长肌肉也。奔豚乃水气上奔，土能御水逆，金能益子虚，故治奔豚。痫痉，风痫、风痉也。金能制风，故治痫痉。肝木为病，疝气瘕聚，金能平木，故治女子疝瘕。久服则土金相生，故轻身耐老。

叶天士曰：羌活，气平，秉天秋燥之金气，入手太阴肺经；味苦甘无毒，得地南方中央火土之味，入手少阴心经、足太阴脾经。气味降多于升，阴也。其主风寒所击，金疮止痛者，金疮为风寒所击，则气血壅而不行，其痛更甚矣。羌活苦能泄，甘能和，入肺解风寒，所以气血行而痛止矣。奔豚者，肾水之邪，如豚奔突，而犯心也。苦可燥湿，甘可伐肾，所以主之。痫者，风症也；痉者，湿流关节之症也。女子疝瘕，多行经后，血假风湿而成。羌活平风燥湿，兼之气雄，可以散血也。久服则脾湿散，所以轻身；心血和，所以耐老，皆味甘苦之功也。

陈修园曰：羌活，气平，秉金气而入肺；味苦甘无毒，得火味而入心，得土味而入脾。其主风寒所击者，入心以扶心火之衰，所以主之。痫痉者，木动则生风，风动则挟木势而害土，土病则聚液而成痰，痰进入心，则为痫为痉。此物秉金气以制风，得土味而补脾，得火味而宁心，所以主之。女子疝瘕，多经行后，血假风湿而成。此物入肝以平风，入脾以胜湿，入心而主宰血脉之流行，所以主之。久服轻身耐老者，著其扶阳之效也。

防风

气味甘，温，无毒。主大风头眩痛，恶风风邪，目盲无所见，周行周身骨节疼痛，烦满。久服，轻身。

张隐庵曰：防风，茎、叶、花、实，兼备五色，其味甘，其质黄，其臭香，秉土味之专精，治周身之风症。盖土气厚，则风可屏，故曰防风。风淫于头，则大风头眩痛。申明大风者，乃恶风之风邪，头痛不已，必至目盲无所见，而防风能治之。又，风邪行于周身，甚至骨节疼痛，而防风亦能治之。久服则土气盛，故轻身。元人王好古曰：病头痛、肢节痛、一身尽痛，非羌活不能除，乃拨乱反正之主，君药也。李东垣曰：防风治一身尽痛，随所引至，而乃卒伍卑贱之职也。

[愚按] 神农以上品为君，羌活、防风并列上品，俱散风治病，何以贵贱迥别？后人发明药性，多有如是谬妄之论，虽曰无关治法，学者遵而信之，陋习何由得洗乎？

叶天士曰：防风，气温，秉天春和风木之气，入足厥阴肝经；味甘无毒，得地中正之土味，入足太阴脾经。气味俱升，阳也。肝为风木，其经与督脉会于巅顶，大风之邪入肝，则行于阳位，故头眩痛，其主之者，温以散之。伤风则恶风，恶风，风邪在表之风也；肝开窍于目，目盲无所见，在肝经之风也；风行于周身，在经络之风也；骨节疼痛，在关节而兼湿也，盖有湿则阳气滞而痛也。皆主之者，风气通于肝，防风入肝，甘温风散也；脾主肌肉，湿则身重矣。久服轻身者，风剂散湿，且引清阳上通达也。

陈修园曰：风伤阳位，则头痛而眩；风伤皮毛，则为恶风之风邪；风气害空窍，则目盲无所见。风行周身者，经络之风也；骨节疼痛者，关节之风也；身重者，病风而不能跷捷也。防风之甘温发散，可以统主之。然温属春和之气，入肝而治风，尤妙在甘以入脾，培土以和木风，其用独神。此理证之《易》象，于剥、复二卦而可悟焉。两土同崩则剥，故大病必顾脾胃；土木无忤则复，故病转必和肝脾。防风驱风之中，大有回生之力。李东垣竟曰卒伍卑贱之品，真门外汉也。

紫苏

气味辛，微温，无毒。主下气，杀谷，除饮食，辟口臭，去邪毒，辟恶气。久服，通神明，轻身耐老。

张隐庵曰：紫苏，气味辛温，臭香色紫，其叶昼挺暮垂，秉太阳天日晦明之气。天气下降，故下气，下气则能杀谷，杀谷则能除饮食。除，消除也。味辛臭香，故辟口臭，辟口臭则能去邪毒，去邪毒则能辟恶气。久服则天日光明，故通神明；天气下降，则地气上升，故轻身耐老。

陈修园曰：紫苏，气微温，秉天之春气而入肝；味辛，得地之金味而入肺。主下气者，肺行其治节之令也。杀谷，除饮食者，气温达肝，肝疏散而脾亦健运也。辟口臭，除邪毒，辟恶气者，辛中带香，香为天地之正气，香能胜臭，即能解毒，即能胜邪也。久服则气爽神清，故通神明，轻身耐老。其子下气尤速。其梗下气宽胀，治噎膈、反胃、心痛。旁小枝，通十二经关窍脉络。

[愚按] 紫苏配杏子，主利小便，消水肿，解肌表，定喘逆，与麻黄同功，而不走泄正气，故《本经》言"久服，通神明，轻身耐老"，列于上品。

苏子（附）

气味辛，温，无毒。主下气，除寒，温中。(《别录》)

苏枝（附）

气味辛，平，无毒。主宽中行气，消饮食，化痰涎，治噎膈反胃，止心腹痛，通十二经关窍脉络。(《别录》)

橘皮

气味苦，辛，平，无毒。主治胸中瘕热，逆气，水谷。久服，去臭，下气，通神。

张隐庵曰：橘实，形圆，色黄，臭香，肉甘，脾之果也；其皮，气味苦辛，性主温散，筋膜似脉络，皮形若肌肉，宗眼如毛孔，乃从脾胃之大络，而外出于肌肉皮孔之药也。胸中瘕热逆气者，谓胃上邪郭之间，浊气留聚，则假意成形，而为瘕热逆气之病。橘皮能达胃络之气出于肌腠，故胸中之瘕热逆气可治也。利水谷者，水谷入胃，藉脾气之散精，橘皮能达脾络之气，上通于胃，故利水谷。久服去臭，去中焦腐秽之臭气，而肃清脾胃也。下气通神者，下肺主之气，通心主之神，橘皮气味辛苦，辛入肺而苦入心也。

叶天士曰：橘皮，气温，秉天春升之木气，入足厥阴肝经；味苦辛无毒，得地南西火金之味，入手少阴心经、手太阴肺经。气味升多于降，阳也。胸中者，肺之分也，气常则顺，气变则滞，滞则一切有形血食痰涎，皆假滞气而成瘕，瘕成则肺气不降，而热生焉。橘皮辛能散，苦能泄，可以破瘕清热也。苦辛降气，又主逆气。饮食入胃散精，温辛疏散，肝能散精，水谷自下也。肺主降，苦辛下泄，则肺金行下降之令，而下焦臭浊之气无由上升，所以去臭下气也。心为君主，神明出焉。味苦清心，味辛能散，所以通神也。

陈修园曰：橘皮气温，秉春气而入肝，味苦入心，味辛入肺。胸中为肺之部位，唯其入肺，所以主胸中之瘕热逆气。疏泄为肝之专，唯其入肝，所以能利水谷。心为君主之官，唯其入心，则君火明而浊阴之臭气自去。又推其所以得效之神者，皆其下气之功也。总结上三句。古人多误解。

［愚按］上古诸方止曰橘皮，个用，不切，并无"去白"之说。李东垣不参经义，不体物性，承雷敩《炮制》，谓留白则理脾健胃，去白则消痰止嗽。后人习以为法，每用橘红治虚劳咳嗽。夫咳嗽非止肺病，有肝气上逆而咳嗽者，有胃气壅滞而咳嗽者，有胃气奔迫而咳嗽者，有心火上炎而咳嗽者，有皮毛闭拒而咳嗽者，有脾肺不和而咳嗽者。《经》云：五脏六腑，皆令人咳，非独肺也。橘皮里有筋膜，外黄内白，其性先甘后辛，其性由络脉而外达肌肉毛孔，以之治咳，有从内达外之义。若去其白，其味但辛，止行皮毛，治风寒似乎相宜，虚劳不足，盖辛散矣。后人袭方书糟粕，不穷物理本原，无怪以讹传讹而莫之止。须知雷敩乃宋人，非黄帝时雷公也。业医者当以上古方制为准绳，如《金匮要略》用橘皮汤治干呕哕，义可知矣。日华子谓"橘瓤上筋膜，治口渴吐酒，煎汤饮，甚效"，以其能治胸中之饮，而行于皮肤也。夫橘皮从内达外，凡汗多里虚，阳气外浮者，宜禁用之。

青橘皮（附）

气味苦，辛润，无毒。主治气滞，下食，破积结及膈气。

叶天士曰：青橘皮，气温，秉天春和之木气，入足厥阴肝经；味苦辛无毒，得地西南金火之味，入手太阴肺经、手少阴心经。气味升多于降，阳也。其主气滞者，味辛入肺，肺主气，而辛温能通也。下食者，饮食入胃，散精于肝，气温入肝，肝能散精，食自下也。辛能散，温能行，积者破，而结者解矣。肝主升，肺主降，升而不降，气膈于右；降而不升，气膈于左。温可达肝，辛苦泄肺，则升降和，膈气平矣。

橘核（附）

气味苦，平，温，无毒。主治肾瘕腰痛，膀胱气痛，肾冷。

橘叶（附）

气味苦，平，无毒。主导胸膈逆气，入厥阴，行肝气，消肿，散毒，乳痈，胁痛，用之行经。

辛夷

气味辛，温，无毒。主治五脏身体寒热风，头脑痛，面䵟。久服，下气，轻身，明目，延年耐老。

张隐庵曰：辛夷，味辛臭香，苞毛花白，秉阳明土金之气化。阳明者，土也，五脏之所归也，故主治五脏不和，而为身体之寒热。阳明者，金也，金能制风，故主治风淫头脑之痛。阳明之气有余，则面生光，故治面䵟。䵟，黑色也。《经》云：阳明者，胃脉也。其气下行，故久服下气；土气和平，轻身；金水相生，故明目。下气，轻身，明目，则增年耐老。

木香

气味辛，温，无毒。主治邪气，辟毒疫瘟鬼，强志，主淋露。久服，不梦寤魇寐。

张隐庵曰：木香，其数五，气味辛温，上彻九天，秉手足太阴天地之气化，主交感天地之气，上下相通。治邪气者，地气四散也。辟毒疫瘟鬼者，天气光明也。强志者，天一生水，水生则肾志强。主淋露者，地气上腾，气腾则淋露降。天地交感，则阴阳和，开辟利，故久服不梦寤魇寐。梦寤者，寤中之梦；魇寐者，寐中之魇也。

叶天士曰：木香，气秉天春和之木气，入足厥阴肝经；味辛无毒而香燥，得地燥金之正味，入足阳明胃经。气味俱升，阳也。辛温益胃，胃阳所至，阴邪恶毒鬼气皆消，所以主邪气毒疫瘟鬼也。辛润之品，能益阳明；阳明之气，能强志气。淋露者，小便淋沥不止，阳气虚，下陷也。阳者，肠胃之阳也，辛温益胃，胃阳充而淋露止也。久服则阳胜，阳不归于阴，故不梦寤；阳气清明，阴气伏藏，故不魇寐也。

续断

气味苦，微温，无毒。主治伤寒，补不足，金疮，痈疡，折跌续筋骨，妇人乳难。久服，益气力。

张隐庵曰：续断，气味苦温，根色赤黄，爆干微黑，折有烟尘，秉少阳、阳明火土之气化，而治经脉三因之证。主治伤寒者，经脉虚而寒气侵入，为外因之证也。补不足者，调养经脉之不足，为里虚内因之证也。金疮者，金伤成疮，为不内外因之证也。经脉受邪，为痈为疡，皆外因也。折跌而筋骨欲续，亦不内外因也。妇人经不足而乳难，亦里虚内因也。续断秉火土之气，而治经脉三因之证者如此。久服则火气盛，故益气；土气盛，故益力。

叶天士曰：续断，气微温，秉天春升之木气，入足厥阴肝经；味苦无毒，得地南方之火味，入手少阴心经。气升味降，阳也。肝藏血，心主血。血者营也，中之守也，血虚则中伤。续断气微温入肝，肝者阳中之少阳，以生气血者也。所以主伤中，补不足者，补肝经之不足也。金疮痈疡，皆伤血之症，气温益血，味苦入心，所以主之。折跌续筋骨者，气微温，活血养经，则断者续也。女人血不足则乳难，得温行血，则乳汁自多也。肝者，罢极之本，以生气血之脏也。气微温，达少阳之气，所以益气力也。

陈修园曰：参此以形为治，续断有肉有筋，如入筋在肉中之象，而色带紫带黑，为肝肾之象；气味苦温，为少阳、阳明火土之气化，故伤于经络而能散之。痈疡结于经络而能疗之，折跌筋骨有伤而能补不足，续其断绝，以及妇人乳难。久服益气力者，亦强筋壮骨之功也。

蒺藜

气味苦，温，无毒。主治恶血，破癥瘕积聚，喉痹，乳难。久服，长肌肉，明目轻身。

张隐庵曰：蒺藜子，坚忍而有刺，秉阳明之金气；气味苦温，则属于火。《经》云：两火合并，故为阳明。故阳明秉火气而得金也，金能平木，故主治肝木所瘀之恶血，破郛郭之癥瘕积聚，阴阳交结之喉痹，阳明胃土之乳难，皆以其秉锐利之质，而攻伐之力也。久服则阳气盛，故长肌肉。金水相生，故明目。长肌肉，故轻身。

其沙苑蒺藜一种，生于沙地，形如羊肾，主补肾益精，治腰痛虚损，小便遗沥，所以然者，味甘带腥，秉阳明土金之气，土生金而金生水也。

叶天士曰：蒺藜，气温，秉春和之木气，入足厥阴肝经；味苦无毒，得地南方之火味，入手少阴心经。气升味降，秉火气而生，阳也。主恶血者，心主血，肝藏血，温能行，苦能泄也。癥者，有形可征也。有形之积聚，皆成于血，白蒺藜能破之者，以入心肝，而皆苦温气味也。温能散火，苦可去结。又主喉痹、乳难，乳汁不通也。乳房属肝，气温达肝，其乳自通。

白蒺藜，一名旱草，秉火气而生，形如火而有刺。久服，心火独明，火能生土，则饮食倍而肌肉长；肝木条畅，肝开窍于目，故目明。木火通明，元阳舒畅，所以身轻也。

桑根白皮

气味甘，寒，无毒。主治伤中，五劳六极，羸瘦，崩中，绝脉，补虚益气。

张隐庵曰：桑名白桑，落叶后望之，枝根皆白；根皮作纸，洁白而绵；蚕食桑精，吐丝如银，盖得阳明金精之气。阳明属金而兼土，故味甘；阳明主燥，而金气微寒，故气寒。主治伤中，续经脉也。五劳，志劳、思劳、烦劳、忧劳、恚劳也。六极，血极、气极、筋极、骨极、肌极、精极也。羸瘦者，肌肉消减。崩中者，血液下注。脉绝者，脉络不通。桑皮秉阳明土金之气，刈而复茂，生长之气最盛，故补续之功如此。

叶天士曰：桑皮，气寒，秉天冬寒之水气，入足少阴肾经；味甘无毒，得地中正之土味，入足太阴脾经。气降味和，阴也。中者，中州脾也。脾为阴气之原，热则中伤，桑皮甘寒，故主伤中。五劳者，五脏劳伤真气也。六极者，六腑之气虚极也。脏腑俱虚，所以肌肉削而羸瘦也。其主之者，桑皮甘以补脾气，而补不足；寒以清邪火之邪，而退内热，邪气退而脾阴充，脾主肌肉，自然肌肉丰而劳极愈矣。崩中者，血脱也。脉者血之府，血脱故脉绝不来也。脾内血而为阴气之原，甘能益脾，所以主崩中脉绝也。火与元气势不两立，气寒清火，味甘益气，气益火退，虚得补而气受益矣。

陈修园曰：今人以补养之药，误认为清肺利水之品，故用多之不效，且谓"生用大泻肺气，宜涂蜜炙之"。然此药忌火，不可不知。

桑叶

气味苦，甘，寒，有小毒。主寒热，出汗。

叶天士曰：桑叶，气寒，秉天冬寒之水气，入足太阳寒水膀胱经；味苦甘，有小毒，得地中南火土之味，而有燥湿之性，入手少阴心经、足太阴脾经。气味降多于升，阴也。太阳者，行身之表，而为一身之藩者也。太阳本寒标热，所以太阳病则发寒热。桑叶入太阳，苦能清，甘能和，故除寒热。汗者，心之液，得膀胱气化而出者也。桑叶入膀胱而有燥湿之性，所以出汗也。

桑枝（附）

气味苦，平。主治遍体风痒干燥，水气，脚气，风气，四肢拘挛，上气眼运，肺气咳逆，消食，利小便。久服，轻身，聪明耳目，令人光泽。（《图经本草》）

桑椹（附）

止消渴。（苏恭）
利五脏，关节痛，安魂镇神，令人聪明，变白不老。（陈藏器）

桑花（附）

气味苦，酸，无毒。主治健脾涩肠，止鼻洪，吐血，肠风，崩中，带

下。(《日华诸家本草》)

桑上寄生

气味苦，平，无毒。主治腰痛，小儿背强，痈肿，充肌肤，坚发齿，长须眉，安胎。

张隐庵曰：寄生，感桑气而寄生枝节间，生长无时，不假土力，夺天地造化之神功，故能资养血脉于空虚之地，而取效倍于他药也。主治腰痛者，腰乃肾之外候，男子以藏精，女子以系胞。寄生得桑精之气，虚系而生，故治腰痛。小儿肾形未足，似无腰痛之证，应有背腰痈肿之疾。寄生治腰痛，则小儿背强痈肿之能治之。充肌肤，精气外达也。坚齿发，精气内足也。精气外达而充肌肤，则须眉亦长。精气内足而坚齿发，则胎亦安。盖肌肤者皮肉之余，齿者骨之余，发与须眉者血之余，胎者身之余，以余气寄生之物，而治余气之病，同类相感如此。

桑寄生实 (附)

气味甘，平，无毒。主明目，轻身，通神。(《拾遗》)

柏子仁

气味甘，平，无毒。主治惊悸，益气，除风湿，安五脏。久服，令人润泽美色，耳目聪明，不饥不老，轻身延年。

张隐庵曰：柏叶经冬不凋，秉太阳之水气也；仁黄臭香，秉太阴之土气也。水精上资，故治心肾不交之惊悸。土气内充，故益气除风湿。夫治惊悸，益气，除风湿，则五脏安和，故安五脏也。仁多脂液，久服令人润泽而美色，且耳目聪明，五脏安和，津液濡灌，故不饥不老，轻身延年。

叶天士曰：柏仁，气平，秉天秋之金气，入手太阴肺经；味甘无毒，得地中正之土味，入足太阴脾经；以其仁也，兼入手少阴心经。气升味和，阳也。神者，心之舍也，神不宁则病惊悸，柏仁入心，故治惊悸也。益气者，气平益肺气，味甘益脾气，滋润益心气。治风先治血，血行风自灭，柏仁味甘益脾胃，血行风自息；而脾健运，湿亦下逐矣。盖太阴乃湿土之经也，五脏藏阴者也。脾为阴气之原，心为生血之脏，肺为津液之腑，柏仁平甘益阴，阴足则五脏皆安矣。久服，甘平益血，令面光华。心为君主，君明则十二官皆安，耳目聪明矣。味甘益脾，不饥不老；益肺气，轻身延年矣。

陈修园曰：徐灵胎云：柏得天地坚刚之性以生，不与物变迁，经冬弥翠，故能宁心神敛心气，而不为邪气游火所侵克也。人之生理谓之仁，仁藏于心；物之生机在于实，故实亦谓之仁。凡草木之仁，皆能养生气，以类相应也。

侧柏叶（附）

气味苦，微温，无毒。主治吐血，衄血，痢血，崩中，赤白，轻身益气，令人耐寒暑，去湿痹，生肌。（《别录》）

张隐庵曰：凡草木耐岁寒，经冬不落叶者，阴中有阳也。冬令主太阳寒水，而水腑属太阳，水脏属少阴。柏叶秉寒水之气，而太阳为标；秉少阴之气，而君火为本，故气味苦微温。主治吐血、衄血、痢血、崩中、赤白者，得水阴之气，而资养其津液也。轻身益气，令人耐寒暑，去湿痹生肌者，得太阳之标、少阴之本，而补益其阳气也。柏子仁，气味甘平，故秉太阳寒水而兼得太阴之土气；侧柏叶，气味苦微温，故秉太阳寒水而兼少阴之君火。叶与实之所以不同者如此。

松脂

气味苦，甘，温，无毒。主治痈疽，恶疮，头疡，秃白，疥瘙风气，安五脏，除热。久服，轻身不老延年。

张隐庵曰：松脂，生于松木之中，秉木质而有火土金水之用。气味苦温，得火气也。得火气，故治肌肉之痈、经络之疽，以及阴寒之恶疮。入土成珀，坚洁如金，裕金气也。裕金气，故治头疮、白秃，以及疥瘙之风气。色黄臭香，味苦而甘，备土气也。备土气，故安五脏。木耐岁寒，经冬不凋，具水气也。具水气，故除热。久服则五运全精，故轻身不老延年。

松脂，俗名木香，入土年深，化成琥珀。

松节（附）

气味苦，温，无毒。主治百邪久风，风虚脚痹疼痛，酿酒，主脚软骨节。（《别录》）

松花（附）

别名松黄，气味甘，温，无毒。主润心肺，益气，除风，止血，亦可酿酒。（《本草纲目》）

叶天士曰：松花，气温，秉天春和之木气，入足厥阴肝经；味甘无毒，得地中正之土味，入足太阴脾经。气味俱升，阳也。其主润心肺者，饮食入胃，脾气散精，输于心肺，松花味甘益脾气，温能行脾，为胃行其津液，输于心肺，所以润心肺也。气温，益肝之阳气也；味甘，益脾之阴气也。风气通肝，气温散肝，所以除风。脾统血，味甘和脾，所以止血也。可酿酒者，清香芳烈，宜于酒也。

茯苓

气味甘，平，无毒。主治胸胁逆气，忧恚惊邪恐悸，心下结气疼痛，寒热烦满，咳逆，口焦舌干，利小便。久服，安魂养神，不饥延年。

张隐庵曰：茯苓，本松木之精华，藉土气以结成，故气味甘平，有土位中央而枢机旋转之妙。秉木气而旋转，则胸胁之逆气可治也。秉土气而安五脏，则忧恚惊恐悸之邪可平也。里气不和则心下结痛，表气不和则为寒为热，气结于上，上而不下，则烦满咳逆，口焦舌干。气逆于下，上不交通，则小便不利。茯苓位于中土，灵气上荟，主内外旋转，上下交通，故皆治之。久服，安肝藏之魂，以养心藏之神，木生火也；不饥延年，土气盛也。

叶天士曰：茯苓，气平，秉天秋降之金气，入手太阴肺经；味甘无毒，得地中正之土味，入足太阴脾经。气味和平，降中有升，阴也。胸者，肺之分；胁者，肝之分。肝主升而肺主降，肺金不足则气不降，肝木有余则气上逆，逆于肝肺之分，故在胸胁之间也。茯苓入肺，气平则降，味甘可以缓肝，所以主之。脾为土，肺为金，脾肺上下相交，则五脏皆和，位一身之天地矣。若脾肺失中和之德，则忧恚惊邪恐悸七情乖戾丁胸，发不中节而致病。茯苓味甘和脾，气平和肺，脾肺和平，七情调矣。心下，脾之分也，湿热在脾则结痛。湿热不除，则流入太阳而发寒热，郁于太阳而烦满，湿乘肺金而咳逆。茯苓甘平淡渗，所以能燥土，伐木，清金，治以上诸症也。人身水道不通，则火无制，而口焦舌干矣。茯苓入肺，以通水道，下输膀胱，则火有去路，故止口焦舌干；水道通，所以又利小便也。肝者，魂之居也，而随魂往来者神也。久服茯苓，肺清肃，故肝木和平，而魂神安养也。不饥延年者，脾为后天之本，肺为元气之府，脾健则不饥，气足则延年也。

陈修园曰：茯苓，气平入肺，味甘入脾，肺能通调，脾能转输，其功在于"利小便"一语。胸为肺之部位，胁为肝之部位，其气上逆，则忧恚惊邪恐悸七情之用因而不调。心下为太阳之部位，水邪停留则结痛，水气不化则烦满，凌于太阴则咳逆，客于营卫则发热恶寒，有宿食则津液不生，为口焦舌干。唯得小便一利，则水行而气化，诸疾自愈矣。久服，安魂养神，不饥延年者，以肺金为天，脾土为坤，位一身之天地，而明其上下交和之效也。

赤茯苓（附）

破结气，泻心、小肠、膀胱湿热，利窍行水。

茯神（附）

气味甘，平，无毒。主辟不祥，疗风眩风虚，五劳口干，止惊悸，多恚怒，善忘，开心智，安魂魄，养精神。

张隐庵曰：离松根而生者为茯苓，抱松根而生者为茯神，总以茯苓为胜。茯苓皮、茯神木，后人收用，各有主治，然皆糟粕之药，并无精华之气，不足重也。

叶天士曰：茯神，味甘气平，得中正之气味，和脾肺，位一身之天地，所以能辟不祥也。诸风皆属肝木，虚则风动而眩，其主之者，味甘性缓，可以益肝伤；气平金清，可以定风木也。五劳，五脏劳伤其神也，五劳神伤，则阴火动而口干矣。茯神甘平安神，故止口干。惊悸，多恚怒，善忘，皆心肾不交，而肝木不宁之症。茯神气平益肺，肺气下降，则心亦下交；味甘益脾，脾气上升，则肾气亦上。盖天地位则水火宁，土金实则风木定，五行相制之道也。其开心益智者，皆气平益肺之功也。肺益则水道通，而心火有制，所以心神开朗而光明；肺益则金生肾水，所以技巧出而智益也。肝者魂之居，肺者魄之处，茯神气平益肺，肝宁肺和，故安魂魄。精者阴之华，神者阳之灵，茯神味甘益脾，脾和则饮食纳，而精神得所养也。

茯苓皮（附）

主治水肿肤胀，利水道，开腠理。

茯神木（附）

主治偏风，口面㖞斜，毒风筋挛不语，精神惊挚，虚而健忘。

蔓荆子

气味苦，微寒，无毒。主治筋骨间寒热，湿痹拘挛，明目坚齿，利九窍，去白虫。久服，轻身耐老。小荆实亦等。

张隐庵曰：蔓荆多生水滨，其子色黑，气味苦寒，秉太阳寒水之气。盖太阳本寒标热，少阴本热标寒。主治筋骨间寒热者，太阳主筋病，少阴主骨病，治太阳、少阴之寒热也。湿痹拘挛，湿伤筋骨也。益水之精，故明目；补骨之余，故坚齿。九窍为水注之气，水精充足，故利九窍。虫乃阴类，太阳有标阳之气，故去白虫。久服则筋骨强健，故轻身耐老。小荆实亦等，言蔓荆之外，另有一种小荆，其实与蔓荆之实功用相等，可合一而并用也。

叶天士曰：蔓荆子，气微寒，秉天冬寒之水气，入足少阴肾经、足太阳寒水膀胱经；味苦无毒，得地南方之火味，入手少阴心经。气味俱降，阴也。太阳寒水主筋所生之病，而骨者肾之合也。蔓荆寒可清热，苦可燥湿，湿热攘则寒热退，而拘挛愈矣。气寒壮水，味苦清火，火清则目明，水壮则齿坚，齿乃肾之余也。九窍者，耳、目、鼻各二，口、大小便各一也。味苦清火，所以九窍皆利也。白虫，湿热所化，苦寒入膀胱以泻湿热，所以去白虫也。久服轻身者，祛湿之功；耐老者，壮水之力也。

小荆实（附）

气味苦，温，无毒。主除间寒热，通利胃气，止咳嗽下气。

槐实

气味苦，寒，无毒。主治五内邪气热，止涎唾，补绝伤，火疮，妇人乳瘕，子脏急痛。

张隐庵曰：槐生中原平泽，花黄子黑，气味苦寒，木质有青、黄、黑、白色，老则生火生丹，备五运之精金，故主治五内邪气之热。五脏在内，故曰五内。邪气热，因邪气而病热也。肺气不能四布，则涎唾上涌，槐实能止之。肝血不能渗灌于络脉，则经脉绝伤，槐实能补之。心火内盛，则为火疮；脾土不和，则为乳瘕；肾气内逆，则子脏急痛。槐秉五运之气，故治肺病之涎唾，肝病之绝伤，心病之火疮，脾病之乳瘕，肾病之急痛，而治五内邪气之热者如此。

槐花（附）

气味苦，平，无毒。主治五痔，心痛眼赤，杀腹脏虫，及皮肤风热，肠风泻血，赤白痢。（《大明》）

叶天士曰：槐花，气平，秉天秋金之凉气，入手太阴肺经；味苦无毒，得地南方之火味，入手少阴心经。气味俱降，阴也。肺与大肠为表里，五痔，大肠之火症也，槐花味苦清心，所以主之。火郁于心则痛，气平能清，味苦能泄，所以主之也。眼赤，肝有实火也，实则泻其子，味苦清心，心乃肝之子也。腹，太阴经行之地；脏，即大肠，肺之合，味苦可以杀虫，所以主之也。皮肤，肺之合也，平能制风，苦能泄热，所以主之。肠风下血，大肠火也；赤白痢，大肠湿热也。味苦者能清，所以并炒研服也。

槐枝（附）

气味苦，平，无毒。主治洗疮，及阴囊湿痒。八月断大枝，候生嫩叶；煮汁酿酒，疗大风痿痹，甚效。

槐叶（附）

气味苦，平，无毒。主治煎汤治小儿惊痫壮热，疥癣及疔肿，皮、茎同用。

槐胶（附）

气味苦，平，无毒。主治一切风，化痰涎，清肝脏风，筋脉抽掣，及急风口噤。

干漆

气味辛，温，无毒。主治绝伤，补中，续筋骨，填脑髓，安五脏，五缓六急，风寒湿痹。生漆去长虫。久服，轻身耐老。

张隐庵曰：漆木生于西北，凿取滋汁而为漆，日曝则反润，阴湿则易干。如入胃腑水谷所化之津液，奉心化赤则为血，即日曝反润之义也；入肾脏则凝结为精，则阴湿易干之义也。干漆，气味辛温，先白后赤，生干则黑，秉阳明金精之质，而上奉于心以滋经脉，下交于肾以凝精髓之药也。主治绝伤，滋经脉也。补中，阳明居中土也。续筋骨，治绝伤，则筋骨亦可续也。填髓脑者，凝精髓也。阳明水谷之精，滋灌五脏，故安五脏。弛纵曰缓，拘挛曰急，皆不和之意。五脏不和而弛纵，是为五缓；六腑不和而拘挛，是为六急。五缓六急乃风寒湿痹之证，故曰风寒湿痹也。《素问·痹论》云：五脏皆有外合，六腑亦各有俞。皮肌脉筋骨之痹，各以其时重感于风寒湿之气，则内舍五脏，五脏之痹，犹五缓也；风寒湿气中其俞，而食饮应之，循俞而入，各舍其腑，六腑之痹，犹六急也。是五缓六急，乃风寒湿痹也。生漆，色白属金，金能制风，故生漆去长虫。久服则中土之精，四布运行，故轻身耐老。

黄连

气味苦，寒，无毒。主治热气，目痛眦伤泣出，明目，肠澼腹痛下痢，妇人阴中肿痛。久服，令人不忘。

张隐庵曰：黄连，生于西蜀，味苦气寒，秉少阴水阴之精气。主治热气者，水滋其火，阴济其阳也。目痛眦伤泣出者，火热上炎于目，则目痛而眦肉伤，眦伤则泣出。又曰明目者，申明治目痛眦伤泣出，以其能明目也。肠澼者，火热内乘于阴，夫热淫于内，薄为肠澼，此热伤阴分也。腹痛下痢者，风寒暑湿之邪，伤其经脉，不能从肌腠而外出，则下行肠胃，致有腹痛下痢之证，黄连泻火热而养阴，故治肠澼腹痛下痢。妇人阴中肿痛者，心火协相火而交炽，黄连苦寒，内清火热，故治妇人阴中肿痛。久服令人不忘者，水精上滋，泻心火而养神，则不忘也。

大凡苦寒之药，多在中品、下品，惟黄连列于上品者，阴中有阳，能济君火而养神也。少阴主水，而君火在上，故冬不落叶。凡物有性，寒热、温清、润燥，及五色、五味。五色、五味，以应五运；寒热、温清、燥润，以应六气。是以上古司岁备物，如少阴君火、少阳相火司岁，则备温热之药；太阳寒水司岁，则备阴寒之药；厥阴风木司岁，则备清凉之药；太阴湿土司岁，则备甘润之药；阳明燥金司岁，则备辛燥之药。岐伯曰：司岁备物，得天地之专精；非司岁备物，则气散也。后世不能效上古之预备，因加炮制以助其力。如黄连水浸，附子火炮，即助寒水、君火之义。后人不体经义，反以火炒黄连，尿煮附子，寒者热之，热者寒之，是制也，非制也。譬如鹰犬之力在于爪牙，今束其爪，缚其牙，亦何贵乎鹰犬哉？

叶天士曰：黄连，气寒，秉天冬寒之水气，入足少阴肾经；味苦无毒，得地南方之火味，入手少阴心经。气味俱降，阴也。其主热气目痛也，心主火，火气热，心病舍肝，肝开窍于目也。黄连苦寒，所以清火也。手少阴之正脉，出于面，合目内眦。手少阴为心火，火盛则心系急，而泪出眦伤者，皆心火也。黄连清心，所以主之。实则泻其子，心者肝木之子也，清心则肝邪泻，所以明目也。大肠为庚金之腑，心火乘之，则津液化成脓血，痛而下痢矣。其主之者，寒以清火，苦以泻热也。北方黑色，入通于肾，开窍于二阴。妇人阴中，乃肾窍也，热盛则肿，肿痛者，火盛也。黄连入肾，寒苦清火，所以主之。其久服令人不忘者，入心清火，火清则心明，能记忆也。

陈修园曰：黄连，气寒，秉天冬寒之水气，入足少阴肾经；味苦无毒，得地南方之火味，入手少阴心经。气水而味火，一物同俱，故能除水火相乱，而为湿热之病。其云主热气者，除一切气分之热也。目痛、眦伤、泪出、不明，皆湿热在上之病；肠澼、腹痛、下痢，皆湿热在中之病；妇人阴中肿痛，为湿热在下之病。黄连除湿热，所以主之。久服令人不忘者，苦入心，即能补心也。然苦为火之本味，以其味之苦而补之，而寒能胜火，即以其之寒而泻之。

千古唯仲景得《本经》之秘，《金匮》治心气不足而吐血者，取之以补心；伤寒寒热互结心下而痞满者，取之以泻心；厥阴之热气撞心者，合以乌梅；下痢后重者，合以白头翁等法，真信而好古之大圣人也。

蒲黄

气味甘，平，无毒。主治心腹膀胱寒热，利小便，止血，消瘀血。久服，轻身益气力，延年神仙。

张隐庵曰：香蒲生于水中，色黄味甘，秉水土之专精，而调理其气血。主治心腹膀胱寒热，利小便者，秉土气之专精，通调水道，则心腹膀胱之寒热俱从小便出，而气机调和矣。止血，消瘀血者，秉水气之专精，生其肝木，则止新血，消瘀血，而血脉调和矣。久服则水气充足，土气有余，故轻身益气力，延年神仙。

菊花

气味苦，平，无毒。主治诸风头眩肿痛，目欲脱，泪出，皮肤死肌，恶风湿痹。久服，利血气，轻身耐老延年。

张隐庵曰：菊花，《本经》名节花，以其应重阳节候而华也。《月令》曰：九月菊有黄花。茎叶味苦，花味兼甘，色有黄、白，秉阳明秋金之气也。主治诸风头眩肿痛，秉秋金而制风也。目欲脱，泪出，言风火上淫于目，痛极欲脱而泪出。菊秉秋金清肃之气，能治风木之火热也。皮肤死肌，恶风湿痹，言感恶风湿邪而成风湿之痹症，则为皮肤死肌。菊秉金气而治皮肤之风，兼得阳明土气，而治肌肉之湿也。周身血气生于阳明胃腑，故久服利血气轻身，血气利而轻身，则耐老延年。

叶天士曰：菊花，气平，秉天秋平之金气，入手太阴肺金；味苦无毒，得南方之火味，入手少阴心经。气味俱降，阴也。味苦清火，火抑金胜，发花于秋，其秉秋金之气独全，故为制风木之上药也。诸风皆属于肝，肝脉连目系，上出额，与督脉会于巅。肝气炽则火炎上攻头脑而眩，火盛则肿而痛。其主之者，味苦可以清火，气平可以制木也。肝开窍于目，风炽火炎则目张欲脱，其主之者，制肝清火也。手少阴之正脉，上走喉咙，出于面，合目内眦。心为火，火盛则心系急而泪出，其主之者，苦平可以降火也。皮肤乃肺之合，肌肉乃脾之合，木火炎则刑肺金脾土，而皮肤肌肉皆死。菊花秉金气，具火味，故平木清火，而主皮肤死肌也。其主恶风湿痹者，风湿成痹，风统于肝，菊花气平，有平肝之功，味苦有燥湿之力也。久服利血气者，肺主气，气平益肺，所以有利于气；心主血，以苦清心，所以有利于血。有利于气，气充身自轻；利于血，血旺自耐老；气血皆利，其延年也，必矣。

陈修园曰：徐灵胎云：凡芳香之物，皆能治头目肤表之疾，但芳香则无不辛燥者。惟菊花得天地秋金清肃之气，而不甚燥烈，故于头目风火之疾尤宜焉。

茵陈

气味苦，平，微寒，无毒。主治风寒湿热邪气，热结黄疸。久服，轻身益气耐老，面白悦长年。兔食之仙。

张隐庵曰：《经》曰：春三月，此为发陈。茵陈，因旧苗而春生，盖因冬令水寒之气，而具阳春生发之机。主治风湿寒热邪气，得生阳之气，则外邪自散也。热结黄疸，得水寒之气，则内热自除也。久服则生阳上升，故轻身益气耐老。因陈而生新，故面白悦长年。兔乃纯阴之物，喜阳春之气，故曰兔食之而成仙。

叶天士曰：茵陈，气平微寒，秉天秋平冬寒金水之气，入手太阴肺金、足太阳寒水膀胱经；味苦无毒，得地南方之火味，入手少阴心经。气味俱降，阴也。风为阳邪，湿为阴邪，风湿在太阳，阳邪发热，阴邪发寒

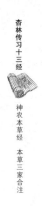

也。其主之者，气寒清热，味苦燥湿也。心为君火，火郁太阴，则肺不能通调水道下输膀胱，而热与湿结矣；太阴乃湿土之经，所以蒸土色而成黄疸也。其主之者，苦平可以清心肺，微寒可以解湿热也。久服则燥盛，所以轻身；平寒清肺，肺主气，所以益气；心主血，味苦清心，心清则血充华面，所以耐老而面白可悦也；心为十二官之主，心安，十二官皆安，所以长年也。

天名精

气味甘，寒，无毒。主治瘀血血瘕欲死，下血止血，利小便。久服，轻身耐老。

张隐庵曰：鹿乃纯阳之兽，得天名精而复活，盖秉水天之气而多阴精，故能治纯阳之鹿。主治瘀血血瘕欲死，得水天之精气，阴中有阳，阳中有阴，故瘀久成瘕之积血，至欲死而可治，亦死而能生之义者。又曰下血止血者，申明所以能治瘀血血瘕欲死，以其能下积血而复止新血也。水精之气，上合于天，则小便自利。久服则精气足，故轻身耐老。

鹤虱（附）

气味苦，辛，有小毒。主治蛔蛲虫。

张隐庵曰：鹤虱，得天日之精气在上，故主杀阴类之蛔蛲。

土牛膝（附）

又名杜牛膝，气味苦，寒。主治吐血，牙疼，咽喉肿塞，诸骨哽咽。

张隐庵曰：天者阳也，下通水精，水者阴也。阴柔在下，故根名土牛膝；阳刚在上，故苗名活鹿，子名鹤虱。于命名之中，便有阴阳之义。

石龙刍

气味苦，微寒，无毒。主治心腹邪气，小便不利，淋闭，风湿鬼疰恶毒。久服，补虚赢，轻身，耳目聪明，延年。

张隐庵曰：石龙刍，气味苦寒，生于水石之间，得少阴水精之气化，故以龙名。又，龙行能泄其水精也。主治心腹邪气者，少阴水精之气上交于心，则心腹之邪气可治也。小便不利，淋闭者，热邪下注而病淋浊，气不下化而仍闭结，皆为小便不利。龙刍能启水精之气，上交于心，上下相交，则小便自利矣。又，少阴神气外浮，则能取风湿；少阴神气内藏，则能除鬼疰也。又曰恶毒者，言鬼疰之病，皆恶毒所为，非痈毒也。久服则水火相济，故能补虚羸而轻身；精神充足，故耳目聪明而延年。

车前子

气味甘，寒，无毒。主治气癃，止痛，利水道，通小便，除湿痹。久服，轻身耐老。

张隐庵曰：车前草，《本经》名当道，《诗》名芣苢。乾坤有动静，夫坤之静也翕，其动也辟。车前好生道旁，虽牛马践踏不死，盖得土气之用，动而不静者也。气癃，膀胱之气闭也，闭则痛，痛则水道不利。车前得土气之用，土气行则水道亦行而不癃，不癃则不痛而小便长矣；土气行则湿邪散，湿邪散则痹自除矣。久服，土气升而水气布，故能轻身耐老。

叶天士曰：车前，气寒，秉天冬寒之水气，入足太阳寒水膀胱经；味甘无毒，得地中正之土味，入足太阴湿土脾经。气降味和，阴也。膀胱者，州都之官，津液藏焉，气化能出矣。出气不化，闭塞下窍而为癃闭，其主之者，寒能化热，甘能化气也。小便者，心火之去路也。火结于膀胱，则小便痛矣。其止痛者，气寒能清火也。饮入于胃，游溢精气，上输于脾，脾气散精，上归于肺，肺乃下输膀胱。车前味甘，甘能益脾，脾气散精，则滞气通行，故水道通，小便利矣。益脾利水，则湿下逐，故又除湿痹也。久服轻身耐老者，指有病者而言也。人身有湿则身重，湿透则身轻。湿逐脾健，脾主统血，血充故耐老也。不然，滑泄之品，岂堪久服者哉？

《神仙服食经》云：车前，雷之精也。震为雷，为长男。《诗》云"采采芣苢"，意欲妊娠而生男也。

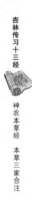

冬葵子

气味甘，寒，滑，无毒。主治五脏六腑寒热羸瘦，五癃，利小便。久服，坚骨长肌肉，轻身延年。

张隐庵曰：葵，花开五色，四季长生，得生长化收藏之五气，故治五脏六腑之寒热羸瘦。冬葵子，覆养过冬，气味甘寒而滑，故治五癃。夫膀胱不利为癃，五为土数，土不运行，则水道闭塞，故曰五癃。治五癃，则小便自利。久服，坚骨，得少阴之气也；长肌肉，得太阴之气也。坚骨长肌，故轻身延年。

地肤子

气味苦，寒，无毒。主治膀胱热，利小便，补中，益精气。久服，耳目聪明，轻身耐老。

叶天士曰：地肤子，气味苦寒，秉太阳寒水之气化，故主治膀胱之热而利小便；膀胱位居胞中，故补中而益水之精气。久服则津液滋灌，故耳目聪明，轻身耐老。虞抟《医学正传》云：抟兄年七十，秋间患淋，二十余日，百方不效，后得一方，取地肤草，捣自然汁，服之遂通。至贱之物，有回生之功如此，是苗叶亦有功也。

决明子

气味咸，平，无毒。主治青盲目淫肤赤，白膜眼赤泪出。久服，益精光，轻身。

张隐庵曰：目者，肝之窍。决明，气味咸平，叶司开合，子色紫黑色亮，秉太阳寒水之气，而生厥阴之肝木，故主之。青盲目淫肤赤，青盲则白膜，肤赤乃眼肤之赤，目淫则多泪，故又曰白膜眼赤泪出也。久服则水精充溢，故益精光，轻身。

茺蔚子 （附）

气味辛，甘，微温，无毒。主明目益精，除水气。久服，轻身。

张隐庵曰：茺蔚，茎叶甘寒，子辛温。《本经》辛，甘，微温，概苗、叶、实而言也。茎方子黑，喜生湿地，秉水土之气化，明目益精，得水气也。除水气，土气盛也。久服则精气充蔚，故轻身。

叶天士曰：茺蔚子，气微温，秉天初春之木气，入足厥阴肝经；味辛甘无毒，得地金土之味，入手太阴肺经、足太阴脾经。肝为藏血之脏，脾为统血之脏，辛甘益血，目得血则能视，所以明目。脾者阴气之源也，肺者津液之源也。甘辛能润，所以益精。脾为胃行津液者也，肺者相傅之官，通调水道者也。辛甘益脾肺，则津液行而水道通，所以除水气。久服益肝脾肺，肺主周身之气，脾主周身之血，肝为生生之脏，以生气血，气血生生长旺，自然轻身矣。

陈修园曰：今人奉为女科专药，往往误事，且其独具之长反掩。

茺蔚茎叶花穗 （即益母草）

气味甘，寒，微苦辛。主治瘾疹，可作浴汤。

张隐庵曰：《诗》言：中谷有蓷，暵其干矣。益母草，得水湿之精，能耐旱暵，滋养皮肤，故主治瘾疹，可作浴汤。茺蔚子，明目益精而补肾，后除水气以健脾，故有茺蔚之名。益母草，清热而解毒，凉血以安胎，故有益母之名。

叶天士曰：茺蔚茎，主瘾疹痒，所以可浴儿也。

丹砂

气味甘，微寒，无毒。主治身体五脏百病，养精神，安魂魄，益气明目，杀精魅邪恶鬼。久服，通神明不老，能化为汞。

张隐庵曰：水银出于丹砂之中，精气内藏，水之精也。色赤体坚，象合离明，火之精也。气味甘寒，生于土石之中，乃资中土而得水火之精气。主治身体五脏百病者，五脏之气，内归坤土，外合周身，丹砂从中土而达五脏之气，出于身体，则百病咸除。养精神者，养肾脏之精，心脏之神，而上下水火相交矣。安魂魄者，安肝脏之魂，肺脏之魄，而内外气血调和矣。调和其气，故益气；调和其血，故明目。上下水火相交，则精魅之怪、邪恶之鬼自消杀矣。久服则灵气充盛，故神明不老，内丹可成，故能化为汞。

叶天士曰：丹砂，气微寒，秉天初冬寒水之气，入足少阴肾经；味甘无毒，得地中正之土味，入足太阴脾经；色赤而生水银，入手少阴心经，盖心乃火脏而藏阴者也。气味降多于升，质重味薄，阴也。心肾者，人身之水火也。天地之用，在于水火，水火安则人身之天地位矣。丹砂，色赤质重，可以镇心火；气寒，可以益肾水，水升火降，心肾相交，身体五脏之病皆愈也。心者，生之本，神之居也；肾者，气之源，精之处也。心肾安，则精神交相养矣。随神往来者谓之魂，并精出入者谓之魄。精神交养，则魂魄自安。味甘益脾，脾为后天，气者，得于天，充于谷，后天纳谷，所以益气。心病多舍于肝，心火不炎，则肝血上奉，故又明目也。色赤，具南方阳明之色，阳明能辟阴幽，所以杀精魅邪恶鬼也。久服通神明不老者，心之所藏者神明。久服丹砂，则心火清，火清则血充，故虚灵不昧，光彩华面也。

陈修园曰：丹砂，气微寒，入肾；味甘无毒，入脾；色赤，入心。主身体五脏百病皆可用，而无顾忌也。气者，得之先天，全赖后天之谷气而昌。丹砂味甘补脾，所以益气。明目者，以石药凝金之气，金能鉴物；赤色得火之象，火能烛物也。杀精魅邪恶鬼者，具天地纯阳之正色，阳明胜阴，正能胜邪也。久服通神明不老者，明其水升火降之效也。

云母

气味甘，平，无毒。主治身皮死肌，中风寒热，如在车船上，除邪气，安五脏，益子精，明目。久服，轻身延年。

张隐庵曰：今时用阳起石者有之，用云母者甚鲜，故但存《本经》原文，不加诠释。后凡存《本经》而不诠释者，义俱仿此。

赤石脂

气味甘，平，无毒。主治黄疸，泄痢，肠澼脓血，阴蚀下血赤白，邪气痈肿疽痔，恶疮头疡疥瘙。久服，补髓益气，肥健不饥，轻身延年。

五色石脂，各随五色补五脏。

张隐庵曰：石脂乃石中之脂，为少阴肾脏之药，又色赤象心，甘平属土。主治黄疸，泄痢，肠澼脓血者，脾土留湿，则外疸黄而内泄痢，甚则肠澼脓血，石脂得太阴之土气，故可治也。阴蚀，下血赤白，邪气痈肿疽痔者，少阴脏寒，不得君火之阳热以相济，致阴蚀而为下血赤白，邪气痈肿而为疽痔。石脂色赤，得少阴之火气，故可治也。恶疮头疡疥瘙者，少阴火热，不得肾脏之水气以相滋，致火热上炎，而为恶疮之头疡疮瘙。石脂生于石中，得少阴水精之气，故可治也。久服，脂液内生，气血充盛，故补髓益气，补髓助精也，益气助神也。精神交会于中土，则肥健不饥，而轻身延年。《本经》概言五色石脂，故曰"各随五色补五脏"。

叶天士曰：赤石脂，气大温，秉天春夏木火之气，入足厥阴肝经、手厥阴心包络经；味甘酸辛，无毒，得地中东西土木金之味，入足阴阳燥金胃土、手阳明燥金大肠。气味升多于降，阳也。心包络者，臣使之官，喜乐出焉，代君行事之府也。石脂，气味酸温，则条畅心包络，而心君之气得所养矣。肝开窍于目，辛温疏达，则肝和而目明。精者，五脏阴气之华也。甘酸之味，可以益阴，所以益精而补髓也。腹者，太阴经行之地；太阴为湿土，土湿而寒则痛。石脂气温，温能行寒去湿，所以主之也。胃与大肠为阳明燥金，阳虚不燥，则肠澼下痢。石脂辛温收湿，故主下痢及利小便，盖涩可以固脱也。诸痛痒疮疡，皆属心火，火有虚实，实火可泻，虚火可补。心包络代君行事，其气味酸温，可补心包络之火也。肝藏血，肝血不藏，则崩中，漏下，产难，包衣不出矣。味甘酸，可以藏血，气温可以达肝气，所以主之也。久服，补益阳明，阳明经行于面，所以好颜色。肾为水脏而藏智，酸收益阴，所以益智。阳明胃气充化，所以不饥而延年矣。

陈修园曰：赤石脂，气平秉金气，味甘得土味，手足太阴药也。太阴湿胜，在皮肤则为黄疸；在肠胃则为泄痢，甚则为肠澼脓血；下注于前阴则为阴蚀，并见赤浊白带；下注于后阴，则为下血，皆湿邪之气为害也。

石脂具湿土之质，而有燥金之用，所以主之。痈肿疽痔，恶疮头疡疥瘙等症，皆湿气郁而为热，热盛生毒之患。石脂能燥湿化热，所以主之。久服补髓益气，肥健不饥延年者，湿热去则津生，自能补髓益气，补髓助精也，补气助神也。精神交会于中土，故有肥健不饥，轻身延年之效也。

滑石

气味甘，寒，无毒。主治身热泄澼，女子乳难，癃闭，利小便，荡肠胃中积聚寒热，益精气。久服，轻身耐饥长年。

张隐庵曰：滑石，味甘属土，气寒属水，色白属金，主治身热泄澼者，秉水气而清外内之热也，热在外则身热，热在内则泄澼也。女子乳难者，秉金气而生中焦之汁，乳生中焦，亦水类也。治癃闭，秉土气而化水道之出也。利小便，所以治癃闭也。荡胃中积聚寒热，所以治身热泄澼也。益精气，所以治乳难也。久服则土生金，而金生水，故轻身耐饥长年。

叶天士曰：滑石，气寒，秉天冬寒之水气，入足太阳寒水膀胱经、手太阳寒水小肠经；味甘无毒，得地中正之土味，入足太阴脾经。气味降多于升，阴也。其主身热肠澼者，盖太阳行身之表，为诸经主气者也。暑伤太阳，则气化失职，水谷不分，身热泄痢肠澼矣。滑石甘以益气，寒以清暑，所以主之也。其主女子乳难者，乳汁不通也，其甘有益脾土，脾湿行则脾血化乳也。膀胱热则癃闭，甘寒滑渗，故主癃闭而利小便也。脾者为胃行其津液者也，脾湿则困不行，胃中津液渣秽则积聚于胃，而寒热生焉。滑石入膀胱，利小便，则湿去脾健，而胃中积聚皆行也。益精者，滑石入小肠，则心火有去路，火不刑金，金水相生，而精受益矣。久服，湿行脾健，所以轻身耐饥；脾为后天，脾旺谷充，自然长年也。

陈修园曰：按滑石气寒，得寒水之气，入手足太阳；味甘，入乎太阴；且其色白，兼入手太阴。所主诸病，皆清热利小便之功也。益精延年，言其性之纯，不比他种石药偏之为害也。读者勿疑。

硝石

气味苦，寒，无毒。主治五脏积热，胃胀闭，涤去蓄结饮食，推陈致新，除邪气。炼之如膏。久服，轻身。

张隐庵曰：硝石，乃冬时地上所生白霜，气味苦寒，秉少阴、太阳之气化，盖少阴属冬令之水，太阳主六气之终。遇火能焰者，少阴上有君火，太阳外有标阳也。主治五脏积热，胃胀闭者，言积热在脏，致胃腑之气胀闭不通，硝石秉水寒之气而治脏热，具火焰之性而消胃胀也。涤去蓄结饮食，则胃腑之胀闭自除。推陈致新除邪气，则五脏之积热自散。炼之如膏，得阴气之体，故久服轻身。

硝石、朴硝皆味咸性寒，《本经》言苦寒，初时则咸极而苦，提过则转苦为咸。

叶天士曰：硝石，气寒，秉天冬寒之水气，入手太阳寒水小肠经；味苦无毒，得地南方之火味，入手少阳相火三焦经。气味俱降，阴也。其主五脏积热，胃胀闭者，五脏本为藏阴之经，阴枯则燥，而火就之，则热积于脏而阳偏盛矣；阳者，胃脘之阳，阳偏盛，故胃胀而闭塞也。其主之者，硝石入三焦，苦寒下泄，水谷之道路通而胀者平。以小肠为"受盛之官，化物出焉"之腑，小肠燥热则物受而不化，饮食蓄积于肠矣。硝石入太阳，寒苦下泄，咸以软坚，则陈者下，而新者可进也。除邪气者，苦寒治燥热之邪气也。炼之如膏，久服则轻身者，指三焦、小肠有积热言也，盖积去身自轻也。

陈修园曰：雪花六出，元精石六棱，六数为阴，乃水之成数也。硝石、朴硝，面上生芽如圭角，作六棱，乃感地水之气结成，而秉寒水之气化，是以形类相同。但硝石遇火则焰，兼得水中之天气；朴硝只秉地水之精，不得天气，故遇火不焰也。所以不同者如此。

朴硝

气味苦，寒，无毒。主治百病，除寒热邪气，逐六腑积聚，结固留癖，能化七十二种石。炼饵服之，轻身神仙。

张隐庵曰：朴硝，秉太阳寒水之气化。夫太阳之气，本于水府，外行通体之皮毛，从胸膈而入于中土。主治百病寒热邪气者，外行于通体皮毛也。外感百病虽多，不能越寒热之邪气，则外感之百病皆治也。逐六腑积聚，结固留癖者，从胸膈而入中土也。太阳之气入于中土，则天气下交于地，凡六腑积聚，结固留癖可逐矣。能化七十二种石者，朴硝味咸，能软坚也。天一生水，炼饵服之，得先天之精气，故轻身神仙。

矾石

气味酸，寒，无毒。主治寒热泄利白沃，阴蚀恶疮目痛，坚骨齿。炼而服之，轻身不老增年。

张隐庵曰：矾石，以水煎石而成，光亮体重，酸寒而涩，是秉水石之专精，能肃清其秽浊。主治寒热泄痢白沃者，矾石清涤肠胃，故可治也。阴蚀恶疮者，言阴盛生虫，肌肉如蚀，而为恶疮也。矾石酸涩杀虫，故可治也。以水煎石，其色光明，其性本寒，故治目痛。以水煎石，凝结成矾，其质如石，故坚骨齿。炼饵而服，得石中之精，补养精气，故轻身不老增年。

石胆（胆矾）

气味酸，辛，寒，有小毒。主明目，治目痛，金疮诸痫痉，女子阴蚀痛，石淋寒热，崩中下血，诸邪毒气，令人有子。炼饵服之，不老。久服，增寿神仙。

张隐庵曰：胆矾，气味酸辛而寒。酸，木也；辛，金也；寒，水也。秉金水木相生之气化。惟秉金水，故主明目，治目痛。秉金气，故治金疮诸痫痉，谓金疮受风变痫痉也。秉木气，故治女子阴蚀痛，谓之土湿溃烂，女子阴户如虫啮缺伤而痛也。金生水而水生木，故治石淋寒热，崩中下血，诸邪毒气，令人有子，水生木也。炼饵服之不老，久服增寿神仙，得石中之精也。

石钟乳

气味甘，温，无毒。主治咳逆上气，明目益精，安五脏，通百节，利九窍，下乳汁。

张隐庵曰：石钟乳，为石之津液凝结而成，气味甘温，主中焦之汁，上输于肺，故治咳逆上气。中焦取汁，奉心化赤而为血，故明目。流溢于中而为精，故益精。精气盛，则五脏和，故安五脏。血气盛，则百节和，故通百节。津液濡于空窍，则九窍自利。滋于经脉，则乳汁自下。

禹余粮

气味甘，寒，无毒。主治咳逆寒热烦满，下痢赤白，血闭癥瘕，大热。炼饵服之，轻身延年。

张隐庵曰：仲祖《伤寒论》云：汗家，重发汗，必恍惚心乱，小便已寒疼，宜禹余粮丸。全方失传，世亦罕用。

陈修园曰：禹余粮，主咳逆，补中降气，不使上逆。治寒热者，降脾胃湿滞之寒热，非谓可以通治寒热也。治烦满者，性寒除热，即可以止烦；质重降逆，即可以泻满也。下利赤白，除湿热之功，血闭癥瘕，消湿热所滞之瘀积。大热，热在阳明者，热必甚，此能除之。炼饵服之不饥，其质类谷粉而补脾土，所以谓之粮而充饥也。轻身延年，补养后天之功。

太一余粮

气味甘，平，无毒。主治咳逆上气，癥瘕血闭漏下，除邪气，肢节不利。久服，耐寒暑不饥，轻身，飞行千里，神仙。

陈藏器曰：太，大也；一，道也。大道之师，即理化神君，禹之师也。师曾服之，故有太一之名。

陶弘景曰：《本草》有太一余粮、禹余粮两种，治体相同。而今世惟有禹余粮，不复识太一矣。

李时珍曰：生地泽者为禹余粮，生山谷者为太一余粮，本是一物，晋宋以来不分山谷、池泽，通呼"太一禹余粮"，义可知矣。

空青

气味甘，酸，寒，无毒。主治青盲，耳聋，明目，利九窍，通血脉，养精神，益肝气。久服，轻身延年。

紫石英

气味甘，温，无毒。主治心腹咳逆邪气，补不足，女子风寒在子宫，绝孕十年无子。久服，温中，轻身延年。

叶天士曰：紫石英，气温，秉天春和之木气，入足厥阴肝经；味甘无毒，得地中正之土味，入足太阴脾经。气味俱升，阳也。心腹者，足太阴行经之地。脾虚不能生肺，肺失下降之令，则邪气上逆而咳矣。紫石英味甘质重，益脾土而降气逆，所以主咳逆邪气也。补不足者，气温补肝气之不足，味甘补脾阴之不足也。厥阴之脉，结于阴气，子宫亦属肝经，肝为两阴交尽之经，风木之腑。风寒在子宫，则肝血不藏，脾血亦不统，不能孕而生育矣。脾土之成数十，所以十年无子也。紫石英气温，可以散子宫之风寒，味甘可以益肝脾之血也。中者，中州脾土也。久服，甘温益脾，所以温中。肝木条达，脾土健运，所以轻身延年。

陈修园曰：紫石英，气温，秉木气而入肝；味甘无毒，得土味而入脾。咳逆邪气者，以心腹为脾之部位，人之呼吸，出心肺而入肝肾，脾居中而转运，何咳逆之有？惟脾虚受肝邪之侮，不能下转而上冲，故为是病。其主之者，温能散邪，甘能和中，而其质又重而能降也。补不足者，气味温甘，补肝脾之不足也。风寒入于子宫，则肝血不藏，脾血亦不统，往往不能生育。紫石英气温，可以散子宫之风寒，味甘可以益肝脾之血也。久服温中，轻身延年者，夸其补气纳血之功也。

白石英

气味甘，温，无毒。主治消渴，阴痿不足，咳逆，胸膈间久寒，益气，除风湿痹。久服，轻身长年。

陈修园曰：与紫石英之治略同，但紫色属阳，主治冲脉血海，功多在下；白为金色，主治消渴，兼理上焦之燥。

龙骨

气味甘，平，无毒。主治心腹鬼疰精物老魅，咳逆，泄利脓血，女子漏下，癥瘕坚结，小儿热气惊痫。

张隐庵曰：鳞虫三百六十，而龙为之长，背有八十一鳞，具九九之数，上应东方七宿，得冬月蛰藏之精，从泉下而上于天，乃从阴出阳，而上自下之药也。主治心腹鬼疰精物老魅者，水中天气上交于阳，则心腹和平，而鬼疰精魅之阴类自消矣。咳逆者，天气不降也；泄痢脓血者，土气不藏也；女子漏下者，水气不升也。龙骨启泉下之水精，从地土而上腾矣，天则阴阳交会，上下相和，故咳逆、泄痢、漏下皆可治也。土气内藏，则癥瘕坚结自除。水气上升，则小儿热气惊痫自散。不言久服，或脱简也。

叶天士曰：龙骨，气平，秉天秋收之金气，入手太阴肺经；味甘无毒，得地中正之土味，入足太阴脾经；龙为东方之神，鳞虫之长，神灵之骨，入足厥阴肝经。气味降多于升，阴也。腹，太阴行经之地也。太阴脾土上升，则肺气下降，位于一身之天地，而一切鬼疰精魅不能犯之矣。龙骨气平益肺，肺平则下降；味甘益脾，脾和则上升，升降和而天地位焉，所以祛鬼疰精物老魅也。咳逆者，肝火炎上而乘肺也；泄利脓血者，清气下陷也；女子漏下，肝血不藏也。龙骨味甘，可以缓肝火，气温可以达清气，甘平可以藏肝血也。脾统血，癥瘕坚结，脾血不运而凝结也。气温能行，可以散结也。小儿热气惊痫，心火盛，舍肝而惊痫也。惊者平之，龙骨气平，所以可平惊也。

陈修园曰：龙得天地纯阳之气，凡心腹鬼疰精物，皆属阴气作祟，阳能制阴也。肝属木而得东方之气，肝火乘于上则为咳逆，奔于下则为泄痢脓血，女子漏下。龙骨敛戢肝火，故皆治之。且其用，变化莫测，虽癥瘕坚结难疗，亦穿入而攻破之。至于惊痫颠痉，皆肝气上逆，挟痰而归迸入心，龙骨能敛火安神，逐痰降逆，故为惊痫颠痉之圣药。

仲景风引汤，必是熟读《本经》，从此一味，悟出全方。而神变妙化，亦如龙之莫测；余今注此品，复为之点睛欲飞矣。痰，水也，随火而升。龙属阳而潜于海，能引逆上之火、泛滥之水而归其宅，若与牡蛎同用，为治痰之神品。今人只知其性涩以止脱，何其浅也。

鹿茸

气味甘，温，无毒。主治漏下恶血，寒热惊痫，益气强志，生齿不老。

张隐庵曰：鹿性纯阳，息通督脉，茸乃骨精之余，从阴透顶，气味甘温，有火土相生之义。主治漏下恶血者，生气虚寒则恶血下漏，鹿茸秉火气而生土，从阴出阳，下者举之，而恶血不漏矣。寒热惊痫者，心为阳中之太阳，阳虚则寒热，心为君主而藏神，神虚则惊痫，鹿茸阳刚渐长，心神充足，而寒热惊痫自除矣。益气强志者，益肾藏之气，强肾藏之志也。生齿不老者，齿为骨之余，从其类而补之，则肾精日益，故不老。

叶天士曰：鹿茸，气温，秉天春升之木气，入足厥阴肝经；味甘无毒，得地中正之土味，入足太阴脾经。气味俱升，阳也。肝藏血，脾统血，肝血不藏，则脾血不统，漏下恶血矣。鹿茸气温可以达肝，味甘可以扶脾，所以主之也。寒热惊痫者，惊痫而发寒热也，盖肝为将军之官，肝血虚则气亢，挟浊火上逆，或惊或痫矣。鹿茸味甘可以养血，气温可以导火，所以止惊痫之寒热也。益气者，气温则益阳气，味甘则益阴气也，甘温益阴阳之气，气得刚大而志强矣。鹿茸，骨属也；齿者，骨之余也。甘温之味主生长，所以生齿。真气充足，气血滋盛，所以不老也。

陈修园曰：鹿为仙兽而多寿，其卧则口鼻对尾闾，以通督脉。督脉为通身骨节之主，肾主骨，故又能补肾，肾得其补，则大气升举，恶血不漏，以督脉为阳气之总督也。然茸中皆血所贯，冲为血海，其大补冲脉可知也。凡惊痫之病，皆挟冲脉而作，阴气虚，不能宁谧于内，则附阳而上升，故上热而下寒；阳气虚，不能周卫于身，则随阴而下陷，故下热而上寒。鹿茸入冲脉而大补其血，所以能治寒热惊痫也。

至于长而为角，《别录》谓其"主恶疮，逐恶气"，以一点胚血发泄已尽，只有拓毒消散之功也。

鹿角胶

气味甘，平，无毒。主治伤中劳绝，腰痛赢瘦，补中益气，妇人血闭无子，止痛安胎。久服，轻身延年。

张隐庵曰：鹿茸形如萌栗，有初阳方生之意；鹿角形如剑戟，具阳刚坚锐之体；水熬成胶，故气味甘平，不若鹿茸之甘温也。主治伤中劳绝者，中气因七情而伤，经脉因劳顿而绝，鹿胶甘平滋润，故能治也。治腰痛赢瘦者，鹿运督脉，则腰痛可治矣；胶能益髓，则赢瘦可治矣。补中者，补中焦；益气者，益肾气也。治妇人血闭无子者，鹿性纯阳，角具坚刚，胶质润下，故能启生阳，行瘀积，和经脉而孕子也；止痛安胎者，更和经脉而生子也。久服则益阴助阳，故轻身延年。

叶天士曰：鹿角胶，气平，秉天秋收之金气，入手太阴肺经；味甘无毒，得地中正之土味，入足太阴脾经。气味降多于升，质滋味厚，阴也。中者，脾土也。伤中劳绝者，脾虚之人而作劳以伤真气，脾为阴气之源，源枯而阴绝也。其主之者，味甘益脾阴也。腰痛羸瘦者，脾为阴气之源，而外合人身之肌肉，脾阴虚则肾阴亦虚，故腰痛而肌肉瘦削也。其主之者，味甘可以补脾，气平可以益肺滋肾也。补中者，补脾中气也。益气者，肺主气，气平可以益肺也。脾统血，女子血闭无子，脾血不统也。味甘益脾阴，所以主之。脾血少则燥而痛矣，味甘养血，所以止痛；血足则胎安，故又安胎也。久服轻身延年者，鹿角胶气平益肺，肺主气，气充则身轻；味甘益脾，脾统血，血足则纳谷而延年也。又名白胶。

陈修园曰：白胶，即鹿角煎熬成胶，何以《本经》白胶为上品，鹿茸列为中品乎？盖鹿茸温补过峻，不如白胶之甘平足贵也。功用略同，不必再释。其主妇人血闭，止痛安胎者，皆补冲脉血海之功也。轻身延年者，精足血满之效也。

鹿角

气味咸，温，无毒。主治恶疮痈肿，逐邪恶气，留血在阴中，除少腹血痛，腰脊痛，折伤恶血，益气。

张隐庵曰：鹿角功力与鹿茸相等，而攻毒破泄，行瘀逐邪之功居多，较鹿胶又稍锐矣。

牛黄

气味苦，平，有小毒。主治惊痫寒热，热盛狂痉，除邪逐鬼。

张隐庵曰：牛黄，胆之精也。牛之有黄，犹狗之有宝，蚌之有珠也，皆受日月之精华始成。无令见日月光者，恐复夺其精华也。牛属坤土，胆具精汁，秉性皆阴，故气味苦平，而有阴之小毒。主治惊痫寒热者，得日月之精，而通心主之神也。治热盛狂痉者，秉中精之汁，而清三阳之热也。除邪者，除热邪，受月之华，月以应水也。逐鬼者，逐阴邪，受日之精，日以应火也。牛黄有毒，不可久服，故不言也。

李东垣曰：中风入脏，始用牛黄，更配脑、麝，从骨髓透肌肤，以引风出；若中于腑，及中经脉也，早用牛黄，反引风邪入于骨髓，如油入面，不能出也。愚谓风邪入脏，皆为死症，虽有牛黄，用之何益？且牛黄主治皆心家风热狂烦之症，何曾入骨髓而治骨病乎？脑、麝从骨髓透肌皮，以引风出，是辛窜透发之药。风入于脏，脏气先虚，反配脑、麝，岂不使脏气益虚，而真气外泄乎？如中于腑，及中经脉，正可合脑、麝而引风外出，又何致如油入面而难出耶？东垣好为臆说，后人不能参阅圣经，从而信之，治病用药，畏首畏尾，六腑、经脉之病，留而不去，次入于脏，便成不救，斯时用牛黄、脑、麝，未见其能生也。李氏之说，恐贻千百年之祸患，故不得不明辨极言，以救其失。

阿胶

气味甘，平，无毒。主治心腹内崩，劳极洒洒如疟状，腰腹痛，四肢酸痛，女子下血，安胎。久服，轻身益气。

张隐庵曰：阿胶乃滋补心肺之药也。心合济水，其性趋下，主清心之热，而下交于阴；肺合皮毛，驴皮主导肺气之虚，而入于肌。又，驴为马属，火之畜也。必用乌驴，乃水火相济之义。崩，堕也。心腹内崩者，心包之血，不散经脉，下入于腹，而崩堕也。阿胶益心主之血，故主心腹内崩。劳极，劳顿之极也。洒洒如疟状者，劳极气虚，皮毛洒洒，如疟状之先寒。阿胶益肺主之气，故治劳极洒洒如疟状。夫劳极则腰痛腹痛，洒洒如疟状则四肢酸痛，心腹内崩则女子下血也。心主血，肺主气，气血调和，则胎自安矣。滋补心肺，故久服轻身益气。

叶天士曰：阿胶，气平，秉天秋收之金气，入手太阴肺经；味甘无毒，得地中正之土味，入足太阴脾经。气味降多于升，色黑质润，阴也。心腹者，太阴行经之地也。内崩劳极者，脾血不统，内崩而劳极也。阴者，中之守也。阴虚则内气馁而洒洒恶寒如疟也，其主之者，味甘可以益脾阴也。腰腹皆藏阴之处，阴虚则空痛，阿胶色黑益阴，所以止痛。四肢，脾主之，酸痛者，血不养筋也。味甘益脾，脾统血，四肢之疼自安。女子下血，脾血不统也。味甘以统脾血，血自止也。安胎者，亦养血之功也。久服轻身益气者，气平益肺主之气，气足身轻也。

陈修园曰：阿胶，以阿井之水，入黑驴皮，煎熬成胶也。《内经》云：手少阴外合于济水，内合于心。又云：毛皮者，肺之合也。以皮煎胶，故能入肺；味甘无毒，得地中正之土味，故能入脾。凡心包之血，不能散行经脉，下入于腹，则为崩堕，阿胶入心补血，故能治之。劳极气虚，皮毛洒洒如疟状之先寒，阿胶入肺补气，故能治之。脾为后天生血之本，脾虚则阴血内枯，腰腹空痛，四肢酸疼，阿胶养血补脾阴，故能治之。且血得脾以统，所以有治女子下血之效。胎以血为养，所以有安胎之效。血足气亦充，所以有轻身益气之效也。

麝香

气味辛，温，无毒。主辟恶气，杀鬼精物，去三虫蛊毒，温疟惊痫。久服，除邪，不梦寤魇寐。

张隐庵曰：凡香皆生于草木，而麝香独出于精血，香之神异者也。气味辛温散行。主辟恶气者，其具馨香也。杀鬼精物，去三虫蛊毒者，辛温香窜，从内透发，而阴类自消也。温疟者，先热后寒，病藏于肾。麝则香于肾，故治温疟。惊痫者，心气昏迷，痰涎壅滞。麝香辛温通窍，故治惊痫。久服则脏腑机关通利，故除邪，不梦寤魇寐。

陈修园曰：麝喜食柏叶、香草及蛇虫，其香在脐，为诸香之冠。香者，天地之正气也，故能辟恶而解毒；香能通达经络，故能逐心窍凝痰，而治惊痫；驱募原邪气，以治温疟。而魇寐之症，当熟寤之顷，心气闭塞而成。麝香之香气最盛，令闭者不闭，塞者不塞，则无此患矣。孕女忌之。

龟甲

气味甘，平，无毒。主漏下赤白，破癥瘕痎疟，五痔阴蚀，湿痹，四肢重弱，小儿囟不合。久服，轻身不饥。

张隐庵曰：介虫三百六十，而龟为之长。龟形象离，其神在坎，首入于腹，肠属于首，是阳气下归于阴，复通阴气上行之药也。主治漏下赤白者，通阴气而上行也。破癥瘕者，介虫属金，能攻坚也。痎疟，阴疟也。

阳气归阴，则阴寒之气自除，故治痎疟。五痔阴蚀者，五痔溃烂缺伤，如阴虫之蚀也。阳入于阴，则阴虫自散；肠属于首，则下者能举，故五痔阴蚀可治也。湿痹，四肢重弱者，因湿成痹，以致四肢重弱。龟居水中，性能胜湿；甲属甲胄，质主坚强，故湿痹而四肢之重弱可治也。小儿囟不合者，先天阙陷，肾气不充也。龟甲藏神于阴，复使阴出于阳，故能合囟。久服则阴平阳秘，故轻身不饥。

《本经》只说龟甲，后人以甲熬胶，功用相同，其质稍滞。甲性坚劲，胶性柔润，学者以意会之，而分用焉，可也。

叶天士曰：龟甲，气平，秉天秋收之金气，入手太阴肺经；味甘，复地中正之土味，入足太阴脾经；北方之神，介虫之长，性复无毒，秉阴寒之性也，入足少阴肾经。气味降多于升，阴也。脾统血，脾血不统，则漏下赤白，其主之者，味甘益脾也。疟而至于有癥瘕，湿热之邪已聚结阴分矣。龟甲阴寒可以清热，气平可以利湿，所以主之也。火结大肠，则生五痔；湿浊下注，则患阴蚀。肺合大肠，肾主阴户，性寒可去热，气平可消湿，所以主之也。脾主四肢，湿盛则重弱，龟甲味甘益脾，气平去湿，湿行，四肢健也。肾主骨，小儿肾虚，则囟骨不合，其主之者，补肾阴也。久服益肾，肾者胃之关，关门利，能去脾湿，所以轻身不饥也。

陈修园曰：龟甲，诸家俱说大补真水，为滋阴第一神品；而自余视之，亦不尽然。大抵介虫属阴，皆能除热；生于水中，皆能利湿；其甲属金，能攻坚，此外无他长。《本经》云主治漏下赤白者，以湿热为病，热胜于湿，则漏下赤色；湿胜于热，则漏下白色。龟甲专除湿热，故能治之也。破癥瘕者，其甲属金，金能攻坚也。痎疟，老疟也。疟久不愈，湿热之邪，痼结阴分，唯龟甲能入阴分而攻之也。火结大肠，则生五痔，湿浊下注，则患阴蚀。肺合大肠，肾主二阴，龟甲性寒以除其热，气平以消除湿也。脾主四肢，因湿成痹，以致重弱。龟居水中，性能胜湿；甲属甲胄，质主坚强，故能健其四肢也。小儿囟骨不合，肾虚之病，龟甲主骨，故能合之也。久服身轻不饥者，言阴精充足之效也。

牡蛎

气味咸，平，微寒，无毒。主治伤寒寒热，温疟洒洒，惊恚怒气，除拘缓，鼠瘘，女子带下赤白。久服，强骨节，杀邪鬼，延年。

张隐庵曰：牡蛎，假海水之沫，凝结而成形，秉寒水之精，具坚刚之质。太阳之气，生于水中，出于肤表，故主治伤寒寒热。先热后寒，谓之温疟；皮毛微寒，谓之洒洒。太阳之气，行于肌表，则温疟洒洒可治也。惊恚怒气，厥阴肝木受病也。牡蛎南生东向，得水中之生阳，达春生之木气，则惊恚怒气可治矣。生阳之气行于四肢，则四肢拘挛自除。鼠瘘，乃肾脏水毒，上淫于脉。牡蛎味咸性寒，从阴泄阳，故除鼠瘘。女子带下赤白，乃胞中湿热下注。牡蛎秉水气而上行，阴出于阳，故除带下赤白。具坚刚之质，故久服强骨节。纯雄无雌，故杀邪鬼。骨节强，则邪鬼杀，则延年矣。

叶天士曰：牡蛎，气平微寒，秉天秋冬金水之气，入手太阴肺经、足太阳寒水膀胱经；味咸无毒，得地北方之水味，入足少阴肾经。气味俱降，阴也。冬不藏精，水枯火旺，至春木火交攻，发为伤寒热病，病在太阳寒水，所以寒热。其主之者，咸寒之味入太阳，壮水清火也。夏伤于暑，但热不寒，名为温疟。温疟阴虚，阴者中之守，守虚所以洒洒然也。其主之者，咸寒可以消暑热，气平入肺，肺平足以制疟邪也。肝虚则惊，肝实则恚怒，惊者平之，恚怒降之，气平则降，盖金制木也。味咸足以软坚，平寒可以除拘缓，故主鼠瘘。湿热下注于肾，女子则病带下。气平而寒，可清湿热，所以主之。久服强骨节者，咸平益肺肾之功也。杀邪鬼者，气寒清肃热邪之力也。能延年者，固涩清气之全功也。

陈修园曰：牡蛎，气平者，金气也，入手太阴肺经；微寒者，寒水之气也，入膀胱经；味咸者，真水之味也，入少阴肾经。此物得金水之性。凡病起于太阳，皆名曰伤寒；传入少阳之经，则为寒热往来。其主之者，藉得秋金之气，以平木火之游行也。温疟者，但热不寒之疟也，症为阳明经之热病洒洒者，即阳明白虎证中"背微寒恶寒"之义，火欲发而不能径达之也。主以牡蛎者，取其得金之气，以解炎暑之苛。白虎命名，亦同此意也。惊恚怒气，其主在心，其发在肝，牡蛎气平，得金之用以制木，味咸得水之用以济火也。拘者筋急，缓者筋缓，为肝之病；鼠瘘者，即瘰疬之别名，为三焦胆经火郁之病。牡蛎之平以制风，寒以胜火，咸以软坚，所以全主之。"止带下赤白"与"强骨节"二句，其义互见于龟板注中，不赘。杀鬼邪者，补肺而申其清肃之威。能延年者，补肾而得其益精之效也。

桑螵蛸

气味咸，甘，平，无毒。主治伤中疝瘕阴痿，益精生子，女子血闭腰痛，通五淋，利小便水道。

张隐庵曰：《经》云：逆夏气则太阳不长。又云：孕者五月，主右足之太阳。螳螂生于五月，秉太阳之气而生，乾则强健，其性怒升；子生于桑，又得桑之金气。太阳主寒水，金气属阳明，故气味咸甘。主治伤中，秉桑精而联属经脉也。治疝瘕，秉刚锐而疏通经脉也。其性怒升，当辙不避，其生长迅发之机，故治男子阴痿，而益精生子；女子肝肾两虚，而血闭腰痛。螳螂捕蝉，一前一却，乃升已而降，自然之理，故又通五淋，利小便水道。

陈修园曰：螵蛸，螳螂之子也，气平属金，味咸属水。螳螂于诸虫中，其性最刚，以其具金性，能使肺之治节申其权，故主疝瘕，女子血闭，通五淋，利小便水道也。又具水性，能使肾子作强得其用，故主阴痿，益精，生子，腰痛也。其主伤中者，以其生于桑，得桑气而能续伤也。今人专取其缩小便，虽曰能开，而亦能合，而其本性在此而不在彼。

蜂蜜

气味甘，平，无毒。主治心腹邪气，诸惊痫痉，安五脏诸不足，益气补中，止痛解毒，除众病，和百药。久服，轻身不饥，不老延年，神仙。

张隐庵曰：草木百卉，五色咸具，有五行之正色，复有五行之间色，而花心止有黄、白二色，故蜜色有黄、白也。春、夏、秋采集群芳，冬月退藏于密，得四时生长收藏之气，吸百卉五色之精。主治心腹邪气者，甘味属土，滋养阳明中土，则上下心腹之正气自和，而邪气可治也。诸惊痫痉，乃心主神气内虚。蜂蜜，花心酿成，能和心主之神，而诸惊痫痉可治也。安五脏诸不足，花具五行，故安五脏之不足。益气补中者，气属肺经，中属胃土，蜂采黄白金土之花心，故益气补中也。止痛解毒者，言蜂蜜解毒，故能止痛也。除众病，和百药者，言百药用蜜和丸，以蜜能除众病也。久服强志，金生水也。轻身不饥，土气盛而轻身不饥，则不老延年，神仙可冀。

叶天士曰：蜂蜜，气平，秉天秋收之金气，入手太阴肺经；味甘无毒，得地中正之土味，入足太阴脾经。气味升多于降，阳也。心腹，太阴行经之地也。气味甘平，故主邪气。诸惊痫痉，肝热而气逆也。惊者平之，痫痉者缓之也。甘为土化，土为万物之母，五脏诸不足，补之以甘也。真气者，得于天，充于谷，甘味益气，脾利谷纳，所以益气补中也。蜜乃采百花酿成，而得至甘之正味，所以止痛解毒，除众病，和百药也。久服平气益肺，肺主气；味甘益脾，脾统血，而气血和调，所养刚大，所以强志，轻身不饥，不老延年，神仙也。

陈修园曰：蜂蜜，气平，秉金气而入肺；味甘无毒，得土味而入脾。心腹者，自心下以及大小腹与胁肋而言也。邪气者，六淫之气自外来，七情之气自内起，非固有之气，即为邪气也。其主之者，甘平之用也。诸惊痫痉者，厥阴风木之为病也。其主之者，养胃和中，所谓"厥阴不治，取之阳明"是也。脾为五脏之本，脾得补而安，则五脏之安，而无不足之患也。真气者，得于天而充于谷也。甘味益脾，所以益气而补中也。止痛者，味甘能缓诸急；解毒者，气平能胜诸邪也。诸花之精华，按取不遗，所以能除众病；诸花之气味，酝酿合一，所以能和百药也。久服强志轻身，不饥不老者，皆调和气血，补养精神之验也。

蜜蜡

气味甘，微温，无毒。主治下痢脓血，补中，续绝伤金疮，益气，不饥耐老。

张隐庵曰：蜂采花心，酿成蜜蜡，蜜味甘，蜡味淡，秉阳明、太阴土金之气，故主补中益气。蜜蜡味淡，今曰甘者，淡附于甘也。主治下痢脓血，补中，言蜜蜡得阳明之气，治下痢脓血，以其能补中也。续绝伤金疮，益气，言蜜蜡得太阴金精之气，续金疮之绝伤，以其能益气也。补中益气，故不饥而耐老。

本经中品

玄参

气味苦，微寒，无毒。主治腹中寒热积聚，女子产乳余疾，补肾气，令人明目。

张隐庵曰：玄乃水天之色，参者，参也。根实皆黑，气味苦寒，秉少阴寒水之精，上通于肺，故微有腥气。主治腹中寒热积聚者，启肾精之气，上交于肺，则水天一气，上下环转，而腹中之寒热积聚自散矣。女子产乳余疾者，生产则肾气内虚，乳子则中焦不足，虽有余疾，必补肾和中。玄参滋肾一之精，助中焦之汁，故可治也。又曰补肾气，令人明目者，玄参言补肾气，不但治产乳余疾，且又令人明目也。中品治病，则无久服矣。余俱仿此。

叶天士曰：玄参，气微寒，秉冬天寒水之气，入少阴肾经；味苦无毒，得地南方之火味，入于少阴心经、手厥阴心包络经。气味俱降，阴也。腹中者，心肾相交之区也。心为君火，心不下交于肾，则火积于上而热聚；肾为寒水，肾不上交于心，则水积于下而寒聚矣。元参气寒益肾，味苦清心，心火下降而肾水上升，升者升而降者降，寒热积聚自散矣。女子以血为主，产乳余疾，产后诸症，以产伤血也。心主血，味苦清心，所以主之。补肾气者，气寒壮水之功也。令人明目者，益水可以滋肝，清心可以泻火，火平水旺，目自明也。

陈修园曰：元参主产乳余疾者，以产后脱血，则阴衰而火无所制，治之以寒凉，既恐伤中，加以峻补，又恐拒隔，惟元参清而微带补，故为产后要药。

丹参

气味苦，微寒，无毒。主心腹邪气，肠鸣幽幽如走水，寒热积聚，破癥除痕，止烦满，益气。

张隐庵曰：丹参、元参皆气味苦寒，而得少阴之气化，但元参色黑，秉少阴寒水之精，而上通于天；丹参色赤，秉少阴君火之气，而下交于地。上下相交，则中土自和。故元参下交于上，而治腹中寒热积聚；丹参上交于下，而治心腹邪气，寒热积聚。君火之气下交，则土温而水不泛溢，故治肠鸣幽幽如走水。破癥除痕者，治寒热积聚也。止烦满，益气者，治心腹之邪气也。夫止烦而治心邪，止满而治腹邪，益正气，所以治邪气也。

叶天士曰：丹参，气微寒，秉初冬寒水之气，入手太阳寒水小肠经；味苦无毒，得地南方之火味，入手少阴心经。气味俱降，阴也。心腹者，心与小肠之区也。邪气者，湿热之邪也。气寒则清，味苦则燥湿，所以主之。肠，小肠也。小肠为寒水之腑，水不下行，聚于肠中，则幽幽如水走声响矣。苦寒清泄，能泄小肠之水，所以主之。小肠为受盛之官，本热标寒，所以或寒或热之物，皆能聚积肠中也。其主之者，味苦能下泄也。积聚至有形可征谓之癥，假物成形谓之痕，其能破除者，味苦下泄之力也。心与小肠为表里，小肠者，心火之去路也。小肠传化失职，则心火不能下行，郁于心而烦满矣。其主之者，苦寒清泄之功也。肺属金而主气，丹参清心泻火，火不刑金，所以益气也。

陈修园曰：今人谓"一味丹参，功兼四物汤"，共认为补血行血之品，为女科之专药，而丹参之真功用掩矣。

紫参

气味苦，寒，无毒。主治心腹积聚，寒热邪气，通九窍，大小便。

张隐庵曰：《金匮》泽漆汤，方用紫参，本论云：咳而脉沉者，泽漆汤主之。《纲目·集解》云：古方所用牡蒙皆为紫参，而陶氏又以王孙为牡蒙，今用亦希。因《金匮》方有紫参，故存于此。

白前根（附）

气味甘，微温，无毒。主治胸胁逆气，咳嗽上气，呼吸欲绝。

张隐庵曰：寇宗奭云：白前保定肺气，治嗽多用，以温药相佐使尤佳。李时珍曰：白前色白，而味微辛甘，手太阴药也，长于降气，肺气壅实而有痰者宜之；若虚而且哽气者，不可用。张仲景治咳而脉沉者，泽漆汤中亦用之。愚以泽漆汤方有紫参，复有白前，故因紫参而附白前于此也。白前虽《别录》收入中品，而仲祖方中先用之，而宏景亦因古方录取，但出处不若《本经》之详细，学者须知之。

当归

气味苦，温，无毒。主治咳逆上气，温疟寒热洗洗在皮肤中，妇人漏下绝子，诸恶疮，金疮。煮汁饮之。

张隐庵曰：当归，花红根黑者，气味苦温，秉少阴水火之气。主治咳逆上气者，心肾之气，上下相交，各有所归，则咳逆上气自平矣。治温疟寒热洗洗在皮肤中者，助心主之血液，从经脉而外充于皮肤，则温疟之寒热洗洗然而在皮肤中者可治也。治妇人漏下绝子者，助肾脏之精气，从下而上，则妇人漏下无时而绝子者可治也。治诸恶疮疡者，养血解毒也。治金疮，养血生肌也。

凡药皆可煮饮，独当归言煮汁饮者，以中焦取汁，变化而赤则为血，当归滋中焦之汁以养血，故曰煮汁，谓煮汁饮之，得其专精矣。《本经》凡加别言，各有意存，如术宜煎饵，地黄作汤，当归煮汁，皆当体会者。

叶天士曰：当归，气温，秉天春升之木气，入足厥阴肝经；味苦无毒，得地南方之火味，入手少阴心经。气升味厚，阳也。其主咳逆上气者，心主血，肝藏血，血枯则肝木挟心火上刑肺金，而咳逆上气也。当归入肝养血，入心清火，所以主之也。肝为风，心为火，风火为阳，但热不寒者为温疟，风火乘肺，肺主皮毛，寒热洗洗在皮毛中，肺受风火之邪，不能固皮毛也。当归入心入肝，肝血足则风定，心血足则火息，而皮毛寒热自愈也。妇人以血为主，漏下绝子，血枯故也。当归补血，所以主之。诸恶疮疡，皆属心火，心血足则火息。金疮失血之症，味苦清心，气温养血，所以皆主之。用煮汁饮者，取汤液之功近而速也。

陈修园曰：当归，气温，秉木气而入肝；味苦无毒，得火味而入心。其主咳逆上气者，心主血，肝藏血，血枯则肝木挟心火而刑金。当归入肝养血，入心清火，所以主之。肝为风，心为火，风火为阳，阳盛则为但热不寒之温疟，而肺受风火之邪，肺气怯不能为皮毛之主，故寒热洗洗在皮肤之中。当归令肝血足而风定，心血足而火息，则皮肤中之寒热可除也。肝主藏血，补肝即所以止漏也。手少阴脉动甚为有子，补心即所以种子也。疮疡皆属心火，血足则心火息矣。金疮无不失血，血长则金疮瘳矣。"煮汁饮之"四字别言，先圣大费苦心，谓中焦受气取汁，变化而赤是为血，当归煮汁，滋中焦之汁，与地黄作汤同义。可知时传炒燥、土炒，反涸其自然之汁，大失经旨。

芍药

气味苦，平，无毒。主治邪气腹痛，除血痹，破坚积寒热，疝瘕止痛，利小便，益气。

张隐庵曰：初之气，厥阴风木；二之气，少阴君火。芍药，春生红芽，秉厥阴木风而治肝；花开三四月间，秉少阴火气而治心；炎上作苦，得少阴君火之气化，故气味苦平。风木之邪，伤其中土，致脾络不能从经脉而外行，则腹痛。芍药疏通经脉，则邪气在腹而痛者可治也。心主血，肝藏血，芍药秉木风而治肝，秉火气而治心，故除血痹，除血痹则坚积亦破矣。血痹为病，则发寒热；坚积为病，则或疝或瘕。芍药能调血中之气，故皆治之。止痛者，止疝瘕之痛也。肝主疏泄，故利小便。益气者，益血中之气也，益气则血亦行矣。

芍药气味苦平，后人妄改圣经，而曰微酸，元明诸家相沿为酸寒收敛之品，凡里虚下利者，多用之以收敛。夫性功可以强辩，气味不可诬传，试将芍药咀嚼，酸味何在？又谓新产妇人忌用芍药，恐酸敛耳。夫《本经》主治邪气腹痛，且除血痹寒热，破坚积疝瘕，则新产恶露未尽，正宜用之。若里虚下痢，反不当用也。又谓白芍、赤芍各为一种，白补赤泻，白收赤散，白寒赤温，白入气分，赤入血分。不知芍药花开赤白，其类总一。李时珍曰：根之赤白，随花之色也。卢子由曰：根之赤白，从花之赤白也。白根固白，而赤根亦赤，切片以火酒润之，覆盖过宿，白根转白，赤根转赤矣。今药肆中一种赤芍药，不知何物草根，儿医、伤医多用之，此习焉而不察，为害殊甚。愚观天下之医，不察《本经》，不辨物性，因讹传讹，固结不解，成为习俗所误，宁不悲哉。

叶天士曰：芍药，气平，秉天秋收金气，入手太阴肺经；味苦无毒，得地南方之火味，入少阴心经。气味俱降，阴也。腹者，足太阴经行之地，邪气者，肝木之邪气，乘脾土作痛也。芍药入肺，气平伐肝，所以主之。血痹者，血涩不行而麻木也。芍药入心，苦以散结，故主之也。坚积，坚硬之积也。疝者，小腹下痛，肝病也；瘕者，假物而成之积也。寒热疝瘕者，其原或因寒，或因热也。芍药能破之者，味苦散结，气平伐肝也。诸痛皆属心火，味苦清心，所以止痛。膀胱津液之出，皆由肺气，苦平清肺，肺气下行，故利小便。肺主气，壮火食气，芍药气平益肺，肺清，故益气也。赤者入心与小肠，心主血，小肠主变化，所以行而不留，主破血也。

陈修园曰：芍药，气平，是夏花而秉燥金之气也；味苦，是得少阴君火之味。气平下降，味苦下泄而走血，为攻下之品，非补养之物也。邪气腹痛，小便不利，及一切诸痛，皆气滞之病，其主之以苦平，而泄其气也。血痹者，血闭而不行，甚则寒热不调；坚积者，积久而坚实，甚则为疝瘕满痛，皆血滞之病，其主之者，以苦平而行其血也。又云益气者，谓邪得攻而净，则元气自然受益，非谓芍药能补气也。今人妄改圣经，以"酸寒"二字易"苦平"，误认为敛阴之品，杀人无算。取芍药而嚼之，酸味何在乎？

芎䓖

气味辛，温，无毒。主治中风入脑，头痛寒痹，筋挛缓急，金疮，妇人血闭无子。

张隐庵曰：川芎，气味辛温，根叶皆香，生于西川，秉阳明秋金之气化。名芎䓖者，乾为天为金，芎，穹窿也；䓖，穷高也，皆天之象也。主治中风入脑头痛者，川芎秉金气而治风，性上行而治头痛也。寒痹筋挛缓急者，寒气凝结则痹，痹则筋挛，弛纵曰缓，拘掣曰急。川芎辛温散行，不但上彻头脑而治风，且从内达外而散寒，故寒痹筋挛缓急可治也。治金疮者，金疮从皮肤而伤肌肉，川芎秉阳明金气，能从肌肉而达皮肤也。治妇人血闭无子者，妇人无子，因于血闭，川芎秉金而平木，肝血疏通，故有子也。

沈括《笔谈》云：川芎不可久服、单服，令人暴死。夫川芎乃《本经》中品之药，所以治病者也，有病则服，无病不宜服，服之而病愈，又不宜多服。若佐辅药而使开导，久服可也。有头脑中风，寒痹筋挛之症，单用可也。遽以暴死相加，谓不可久服、单服，执矣。医执是说，而不能圆通会悟，其犹正墙面而立也欤？

叶天士曰：川芎，气温，秉天春和之木气，入足厥阴肝经；味辛无毒，得地西方之金气，入手太阴肺经。气味俱升，阳也。风为阳邪而伤于上，风气通肝，肝经与督脉会于巅顶，所以中风，风邪入脑痛也。其主之者，辛温能散也。寒伤血，血涩则麻木而痹，血不养筋，筋急而挛，肝藏血而主筋。川芎入肝而辛温，则血活而筋行，痹者愈而挛者痊也。缓急金疮者，金疮失血，则筋时缓时急也。川芎味辛则润，润可治急，气温则缓，缓可治缓也。妇人秉地道而生，以血为主，血闭不通则不生育。川芎入肝，肝乃藏血之脏，生发之经，气温血活，自然生生不已也。

陈修园曰：川芎，气温，秉春气而入肝；味辛无毒，得金味而入肺。风为阳邪而伤于上，风气通肝，肝经与督脉会于巅顶而为病。川芎辛温而散邪，所以主之。血少而不能热肤，故生寒而为痹，血少而不能养筋，故筋结而为挛，筋纵而为缓，筋结而为急。川芎辛温而活血，所以主之。治金疮者，以金疮从皮肤以伤肌肉，川芎秉阳明金气，能从肌而达皮肤也。妇人以血为主，血闭不通则不生育，川芎辛温通经，而又能补血，所以治血闭无子也。

牡丹

气味辛，寒，无毒。主治寒热中风，瘈疭惊痫邪气，除癥坚瘀血留舍肠胃，安五脏，疗痈疮。

张隐庵曰：牡丹，根上生枝，皮色外红紫，内粉白，命名曰牡丹，乃心主血脉之药也。始生西北，气味辛寒，盖秉金水相生之性也。寒热中风，瘈疭惊痫邪气者，言邪风之气中于人身，伤其血脉，致身发寒热而手足瘈疭，面目惊痫。丹皮秉金气而治血脉之风，故主之也。癥坚瘀血留舍肠胃者，言经脉之血不渗灌于络脉，则留舍肠胃，而为癥坚之瘀血。丹皮辛以散之，寒以清之，故主除焉。花开五色，故安五脏。通调血脉，故疗痈疮。

叶天士曰：牡丹皮，气寒，秉天冬寒之水气，入手太阳寒水小肠经；味辛无毒，得地西方之金味，入手太阴肺经。气味降多于升，阴也。寒水太阳经行身之表而为外藩者也，太阳经虚，则皮毛不密而外藩不固，表邪外入而寒热矣。其主之者，气寒可以清热，味辛可以散寒解表也。肝者，风木之脏也。肺金不能制肝，肝风挟浊火而上逆，中风瘛疭惊痫之症生焉。丹皮辛寒益肺平肝，肝不升而肺气降，诸症平矣。小肠者，受盛之官，与心为表里，心主血，血热下注，留舍小肠，瘀积成瘕，形坚可征。丹皮寒可清热，辛可散结，所以入小肠而除瘕也。五脏，藏精者也。辛寒清血，血清阴足而安脏也。营血逆于肉里，乃生痈疮。丹皮辛寒，可以散血热，所以和营而疗痈疮也。

陈修园曰：丹皮，气寒，秉水气而入肾；味辛无毒，得金味而入肺。心火俱炎上之性，火郁则寒，火发则热，丹皮秉水气而制火，所以主之。肝为风脏，中风而言其筋，则为瘛疭；中风而乱其魄，则为惊痫。丹皮得金味以平肝，所以主之。邪气者，风火之邪也，邪气动血，留舍肠胃，瘀积瘕坚。丹皮之寒能清热，辛能散结，可以除之。肺为五脏之长，肺安而五脏俱安。痈疮皆属心火，心火除而痈疮可疗。

地榆

气味苦，微寒，无毒。主治妇人产乳痉病，七伤，带下五漏，止痛止汗，除恶肉，疗金疮。

张隐庵曰：地榆，一名玉豉，其臭兼酸，其色则赭，故《别录》又名酸赭。盖秉厥阴木火之气，能资肝脏之血也。主治妇人产乳痉病者，谓产后乳子血虚，中风而病痉，地榆益肝脏之血，故可治也。七伤者，食伤、忧伤、房伤、饥伤、劳伤、经络营卫气伤、饮伤，内有干血，身皮甲错，两目黯黑者。地榆得先春之气，故能养五脏而治七伤。带下五漏者，带漏五色，或如青泥，或如红津，或如白涕，或如黄瓜，或如黑虾血也。止痛者，止妇人九痛：一、阴中痛；二、阴中淋痛；三、小便痛；四、寒冷痛；五、经来时腹痛；六、气满来时足痛；七、汗出，阴中如虫啮痛；八、胁下皮肤痛；九、腰痛。地榆得木火之气，能散带下之瘀，而解阴凝之痛也。止汗者，止产后血虚汗出也。除恶肉，疗金疮者，生阳气盛，则恶肉自除；血气调和，则金疮可疗。

紫草

气味苦，寒，无毒。主治心腹邪气，五疸，补中益气，利九窍。

张隐庵曰：紫乃苍赤之间色，紫草色紫，得火色也；苗似兰香，得土气也。火土相生，能资中焦之精汁，而调和其上下，故气味苦寒。主治心腹之邪气。疸者，干也，津液干枯也。五疸者，惊疸、食疸、气疸、筋疸、骨疸也。紫草秉火土之气，滋益三焦，故治小儿之五疸。补中者，补中土也；益气者，益三焦之气也。九窍为水注之气，补中土而益三焦，则如雾，如沤，如渎，水气复环，故利九窍。

泽兰

气味苦，微温，无毒。主治金疮，痈肿，疮脓。

张隐庵曰：泽兰生于水，而得五运之气，故主治三因之症；生于水泽，气味苦温，根萼紫黑，秉少阴水火之气也；茎方叶香，微有白毛，边如锯齿，秉太阴土金之气也；茎青叶紫，叶生枝节间，其茎直上，秉厥阴之木气。主治金疮、痈肿、疮肿者，金疮乃刀斧所伤，为不内外因之症；痈肿乃寒邪客于经络，为外因之症；疮脓乃心火盛而血脉虚，为内因之症。泽兰秉五运而治三因之症者如此。

茜草根

气味苦，寒，无毒。主治寒湿风痹，黄疸，补中。

《别录》云：治蛊毒。久服，益精气，轻身。

陈修园曰：气味苦寒者，得少阴之气化也。风寒湿三气合而为痹，而此能入手足少阴，俾上下交通而旋转，则痹自愈矣。上下交通，则中土自和，斯有补中之效矣。中土和，则湿热之气自化，而黄疸自愈矣。

又，《素问》以蘆茹一两，乌贼骨四两，丸以雀卵，饮以鲍鱼汁，治气竭肝伤脱血，血枯经闭，丈夫阴痿精伤，名曰四乌贼骨一蘆茹丸。蘆茹，即茜草也。亦取其入少阴以生血，补中宫以统血，汁可染绛，以血而能行血欤？后人以此三味，入乌骨白丝毛鸡腹内，以陈酒童便煮烂，烘干

本草三家合注

111

为丸，以百劳水下五七十丸，治妇人倒经，血溢于上，男子咳嗽吐血，左手关脉弦，背上畏寒，有瘀血者。

秦艽

气味苦，平，无毒。主寒热邪气，寒湿风痹，肢节痛，下水利小便。

张隐庵曰：秦艽，气味苦平，色如黄土，罗纹交纽，左右旋转，秉天地阴阳交感之气，盖天气左旋右转，地气右旋左转，左右者阴阳之道路。主治寒热邪气者，地气从内以出外，阴气外交于阳，而寒热邪气自散矣。治寒湿风痹，肢节痛者，天气从外入内，阳气交于阴，则寒湿风三邪合而成痹，以致肢节痛者可愈也。地气运行则水下，天气运行则小便利。

防己

气味辛，平，无毒。主治风寒温疟热气，诸痫除邪，利大小便。

张隐庵曰：防己，气味辛平，色白纹黑，秉金水相生之气化，其茎如木，木能防土，己者土也，故有防己之名。主治风寒温疟热气者，风寒之邪藏于肾脏，发为先热后寒之温疟，热气有余之疟也。《经》云：温疟先热后寒，得之冬中于风寒。此病藏于肾，防己启在下之水精，而输转于外，故治风寒温疟热气也。诸痫除邪者，心包受邪，发为牛、马、猪、羊、鸡诸痫之症，防己藤蔓中空，能通在内之经脉，而外达于络脉，故治诸痫除邪也。利大小便者，土得木而达，木防其土，土气疏通，则二便自利矣。

［愚按］防己，气味辛平，茎空藤蔓，根纹如车辐，能启在下之水精而上升，通在内之经脉而外达。故《金匮要略》云：膈间支饮，其人喘满，心下痞坚，面色黧黑者，其脉沉紧，得之数十日，医吐下之不愈，木防己汤主之。又云：风水，脉浮身重，汗出恶风者，防己黄芪汤主之。皮水为病，四肢肿，水气在皮肤中，四肢聂聂动者，防己茯苓汤主之。《千金方》治遗尿，小便涩，三物木防己汤主之。而李东垣云：防己乃下焦血分之药，病在上焦气分者禁用。试观《金匮》诸方所治之症，果在气分乎？抑在上焦乎？下焦乎？盖防己乃理气通上之药，其性功与乌药、木通相类，而后人乃以防己为下部药，不知何据？

东垣又云：防己大苦寒，能泻血中湿热，比之于人，则险而健者也，幸灾乐祸，能为乱阶，然善用之，亦可敌凶突险，此瞑眩之药也，故圣人存而不废。噫，神农以中品之约为臣，主通调血气，却邪治病，无毒、有毒，斟酌甚宜，随病而用。如防己既列中品，且属无毒，以之治病，有行气清热之功，"险健为乱"之说，竟不知从何处得来，使后人遵之格言，畏之若毒药，非先圣之罪人乎？

东垣立言，多属臆说，盖其人富而贪名，又无格物实学。李时珍乃谓"千古而下，惟李东垣一人"，误矣。嗟嗟，安得伊岐再治世，更将经旨复重宣？

叶天士曰：防己，气平，秉天秋降之金气；味辛无毒，得地西方燥金之味，入手太阴肺经。气味降多于升，阴也。风寒温疟者，感风寒而患但热不寒之症也。热气诸痫者，心有热而患一切风痫者。温热皆为阳邪，痫、疟皆属风木。防己气平，可以清阳邪；味辛，可以平风木而消风痰也。除邪者，辛平之品可除湿热之邪也。小便出于膀胱，膀胱津液，肺气化乃出。防己气平，可以化气，故利小便。大便出于大肠，肺与大肠为表里，味辛可以润肠，故利大便也。但臭恶伤胃，宜慎用之。

陈修园曰：防己，气平，秉金之气；味辛无毒，得金之味，入手太阴肺经。风寒温疟者，感风寒而患但热不寒之疟也。热气诸痫者，心有热而患牛、马、猪、羊、鸡诸痫也。温热皆为阳邪，痫、疟皆属风木，防己辛平，可以统治之。除邪者，又申言可除己土之邪气也。肺为水之上源，又与大肠为表里，防己之辛平调肺气，则二便利矣。

木通

气味辛，平，无毒。主除脾胃寒热，通利九窍血脉关节，令人不忘，去恶虫。

张隐庵曰：木通，藤蔓空通，其色黄白，气味辛平，秉土金相生之气化，而通关利窍之药也。秉土气，故除脾胃之寒热。藤蔓空通，故通利九窍血脉关节。血脉通而关窍利，则令人不忘。秉金气，故去恶虫。

又曰：防己、木通皆属空通蔓草，防己取用在下之根，则其性自下而上，从内而外；木通取在上之茎，则其性自上而下，自外而内。此根升梢降，一定不易之理。后人用之，主利小便。须知小便之利，亦必上而后下，外而后内也。

叶天士曰：木通，气平，秉天秋平之金气；味辛无毒，得地西方之金味，专入手太阴肺经。气降味苦，阴也。其除脾胃寒热者，盖饮入于胃，游溢精气，上输于脾，脾气散精，上归于肺，肺气通调水道，乃下输膀胱，如水道不通，则留饮于脾胃，而发寒发热矣。木通入肺，以通水道，故除脾胃寒热也。九窍者，耳、目、鼻各二，口、大小便各一也。木通气平则利，味辛则通，所以通利九窍血脉关节也。其令人不忘者，心藏神而属火，水道通则心火有制，神清多记忆也。湿热不除则化生恶虫，水道通则湿热有去路，故恶虫不生也。

葛根

气味甘，辛，平，无毒。主治消渴，身大热，呕吐，诸痹，起阴气，解诸毒。

张隐庵曰：葛根，延引藤蔓，则主经脉；甘辛粉白，则入阳明；皮黑花红，则合太阳。故葛根为宣达阳明中土之气，而外合于太阳经脉之药也。主治消渴，身大热者，从胃腑而宣达水谷之津，则消渴自止；从经脉而调和肌表之气，则大热自除。治呕吐者，和阳明之胃气也。治诸痹者，和太阳之经脉也。起阴气者，藤引蔓延，从下而上也。解诸毒者，气味甘辛，和于中而散于外也。

又曰：元人张元素云：葛根为阳明仙药，若太阳初病，未入阳明而头痛者，不可便用升麻、葛根，用之反引邪入阳明，为引贼破家也。

［愚按］仲祖《伤寒论》方有葛根汤，治太阳病，项背强几几，无汗恶风。又，治太阳与阳明合病，若阳明本病，有白虎、承气诸汤，并无葛根汤症。况葛根主宣通经脉之正气以散邪，岂反引邪内入耶？前人学不明经，好为异说。李时珍一概收入，不加辨正。学者看《本草发明》，当合经论参究，庶不为前人所误。

叶天士曰：葛根，气平，秉天秋平之金气，入手太阴肺经；味甘辛无毒，得地金土之味，入足阳明燥金胃。气味轻清，阳也。其主消渴者，葛根辛甘，升腾胃气，气上则津液生也。其主身大热者，葛根气平，平为秋气，能解大热也。脾有湿热，则壅而呕吐，葛根辛甘，升发胃阳，胃阳鼓动则湿热下行，而呕吐止矣。诸痹皆起于气血不流畅，葛根辛甘和散，气血活，诸痹自愈也。阴者，从阳者也。人身阴气，脾为之原，脾与胃合，辛甘入胃，鼓动胃阳，阳健则脾阴亦起也。甘者，土之冲味；平者，金之和气，所以解诸毒也。

葛谷（附）

气味甘，平，无毒。主治下痢十岁以上。

叶天士曰：葛谷，气平味甘，入足阳明胃、手阳明大肠，阴中阳也。阴中之阳为少阳，清轻上达，能引胃气上升，所以主下痢十岁以上，阳陷之症也。

葛花（附）

气味甘，平，无毒。主消酒，治肠风下血。

葛叶（附）

主治金疮，止血，挼傅之。

葛蔓（附）

主治卒喉痹，烧研水服方寸匕。

麻黄

气味苦，温，无毒。主治中风伤寒头痛，温疟发表出汗，去邪热气，止咳逆上气，除寒热，破癥坚积聚。

张隐庵曰：植麻黄之地，冬不积雪，能从至阴而达阳气于上。至阴者，盛水也；阳气者，太阳也。太阳之气，本膀胱寒水，而上行乎头，周遍于通体之毛窍。主治中风伤寒头痛者，谓风寒之邪病太阳高表之气，而麻黄能治之也。温疟发表出汗，去邪热气者，温疟病藏于肾，麻黄能起水气而周遍于皮毛，故主发表出汗而去温疟邪热之气也。治咳逆上气者，谓风寒之邪，闭塞毛窍，则里气不疏，而咳逆上气。麻黄空细如毛，开发毛窍，散其风寒，则里热外出于皮毛，而不咳逆上气矣。除寒热瘕坚积聚者，谓在外之寒热不除，致中土之气不能外达，而为瘕坚积聚。麻黄除身外之寒热，则太阳之气出入于中土，而瘕坚积聚自破矣。

叶天士曰：麻黄，气温，秉天春和之木气，入足厥肝经；味苦无毒，得地南方之火味，入手阴心经。气味轻升，阳也。心主汗，肝主疏泄，入肝入心，故为发汗之上药也。伤寒有五，中风伤寒者，风伤卫，寒伤营，营卫俱伤之伤寒也。麻黄温以散之，当汗出而解也。温疟，但热不寒之疟也。温疟而头痛，则阳邪在上，必发表出汗，乃可去温疟邪热之气，所以亦可主以麻黄也。肺主皮毛，皮毛受寒，则肺伤而咳逆上气之症生矣。麻黄温以散皮毛之寒，则咳逆上气自平。寒邪郁于身表，身表者，太阳经行之地，则太阳亦病，而发热恶寒矣。麻黄温以散寒，寒去而寒热除矣。瘕坚积聚者，寒气凝血而成之积也。寒为阴，阴性坚，麻黄苦入心，心主血，温散寒，寒散血活，积聚自散矣。

陈修园曰：麻黄，气温，秉春气而入肝；味苦无毒，得火味而入心。心主汗，肝主疏泄，故为发汗之上药，其所主皆系无汗之症。中风伤寒，头痛发热，恶寒无汗而喘，宜麻黄以发汗。但热不寒，名曰温疟，热甚无汗头痛，亦宜麻黄以发汗。咳逆上气，为手太阴之寒症；发热恶寒，为足太阳之表症，亦宜麻黄以发汗。即瘕坚积为内病，亦系阴寒之气凝聚于阴分之中，日积月累而渐成，得麻黄之发汗，从阴出阳，则瘕坚积聚自散。凡此，皆发汗之功也。

根、节，古云止汗，是引止汗之药，以达于表而速效，非麻黄根、节自能止汗。旧解多误。

白芷

气味辛，温，无毒。主治女人漏下赤白，血闭阴肿，寒热，头风侵目泪出，肌肤润泽颜色，可作面脂。

张隐庵曰：白芷，臭香色白，气味辛温，秉阳明金土之气化。主治妇人漏下赤白，血闭阴肿者，《经》云：阳明胃脉，其气下行而主合。白芷辛温，秉阳明燥金之气下行，则漏下赤白、血闭阴肿可治也。治寒热头风侵目泪出者，白芷芳香，香气胜于味，不但秉阳明燥金之气下行，且秉阳明中土之气上达，故寒热头风侵目泪出可治也。土主肌肉，金主皮肤，白芷得阳明金土之气，故长肌肤。面乃阳明之部分，阳气长，则其颜光，其色鲜，故润泽颜色。作粉如脂，故可面脂。

叶天士曰：白芷，气温，秉天春和之木气，入足厥肝经；味辛烈而兼芳香，得地西方燥金之味，入足阳明胃经、手阳明大肠经。气味俱升，阳也。其主女人漏下赤白者，盖肝主风，脾主湿，风湿下陷则为赤白带下，白芷入肝散风，芳香燥湿，故主之也。肝藏血，血寒则气闭，温散寒，故治血闭。阴者，男子阴茎，女子阴户也，属厥阴，阴肿而寒热，肝经风湿也，湿胜故肿。白芷入肝，辛可散风，温可行湿，所以主之也。肝经会督脉于巅顶，风气通肝，肝开窍于目，头风侵目泪出，肝有风而疏泄之也。其主之者，以辛温可散风也。胃主肌肤而经行于面，辛温益胃，故主长肌肤。芳香辛润，故泽颜色。可作面脂，乃润泽颜色之余事也。

荆芥

气味辛，温，无毒。主治风寒鼠瘘，瘰疬生疮，破结聚气，下瘀血，除湿疸。

张隐庵曰：荆芥，味辛性温臭香，秉阳明金土之气，而肃清经脉之药也。寒热鼠瘘，乃水脏之毒，上出于脉，为寒为热也。本于水脏，故曰鼠；经脉空虚，故曰瘘，此内因之瘘也。瘰疬生疮，乃寒邪客于脉中，血气留滞，结核生疮，无有寒热，此外因之瘘也。荆芥味辛性温，肃清经脉，故内因之寒热鼠瘘，外因之瘰疬生疮，皆可治也。其臭芳香，故破结聚之气，破结聚则瘀血自下矣。阳明之上，燥气主之，故除湿。

陈修园曰：荆芥气温，秉木气而入肝胆；味辛无毒，得金味而入肺；气胜于味，以气为主，故所主皆少阳相火、厥阴风木之症。寒热往来，鼠瘘、瘰疬生疮等症，乃少阳之为病也。荆芥辛温，以发相火之郁，则病愈矣。饮食入胃，散精于肝，肝不散精，则气滞而为积聚。肝主藏血，血随气血运行，肝气一滞，则血亦滞而为瘀，乃厥阴之为病也。荆芥辛温，以达肝之气，则病愈矣。其除湿疸者，以疸成于湿，荆芥温而兼辛，辛入肺而调水道，水道通则湿疸除矣。

今人炒黑则变为燥气而不能达，失其辛味而不能发，且谓为产后常用之品，昧甚。

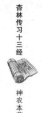

贝母

气味辛，平，无毒。主治伤寒烦热，淋沥邪气，疝瘕，喉痹，乳难，金疮，风痉。

张隐庵曰：贝母，川产者味甘淡，土产者味苦辛，《本经》气味辛平，合根苗而言也。根形象肺，色白味辛，生于西川，清补肺金之药也。主治伤寒烦热者，寒邪在胸则为烦热，贝母清肺，故胸中烦热可治也。淋沥邪气者，邪入膀胱，不能随太阳而出于肤皮，则小便淋沥。贝母通肺气于皮毛，故淋沥邪气可治也。疝瘕乃肝木受病，治疝瘕，金能平木也。喉痹乃肺窍内闭，治喉痹，通肺气也。乳难乃阳明津汁不通，金疮风痉乃阳明经脉受伤。贝母色白味辛，秉阳明秋金之气，内开郁结，外达皮肤，故皆治之。

叶天士曰：贝母，气平，秉天秋平之金气，入手太阴肺经；味辛无毒，得地西方之金味，入手阳明大肠经。气味降多于升，阴也。其主伤寒烦热者，伤寒之有五，风、寒、湿、热、温，而风与热乃阳盛之症，阳盛所以烦热也。贝母气平则清，味辛润散，故主之也。淋沥者，膀胱有热也；邪气者，热邪之气也。膀胱以气化为主，贝母味辛入肺，肺乃主气之脏，肺润则气化及于州都，小便通而不淋沥矣。其主疝瘕者，肺气不治，则不能通调水道，下输膀胱，因而湿热之邪聚结成疝瘕。贝母气平，可以通调水道，味辛可以散热结也。大肠之脉，其正者，上循喉咙，火发于标，乃患喉痹。痹者，闭也。其主之者，味辛气平，能解大肠之热结也。肺乃津液之府，主乳难者，味辛能润，润则乳自通也。肺主皮毛，味辛气平，则肺润而皮毛理，可愈金疮也。风痉者，风湿流于关节，致不能养筋而筋急也。贝母味辛，辛则散风湿而润血，且贝母入肺，润则水道通而津液足，所以风湿逐而筋脉舒也。

陈修园曰：贝母，气平味辛，气味俱属于金，为手太阴、手阳明药也。其主伤寒烦热者，取西方之金气，以除酷暑。《伤寒论》以白虎汤命名，亦此义也。其主淋沥邪气者，肺之治节，行于膀胱，则邪热之气除，而淋沥愈矣。疝瘕为肝木受病，此则金平木也。喉痹为肺窍内闭，此能宣通肺气也。乳少为阳明之汁不通，金疮为阳明之经脉受伤，风痉为阳明之宗筋不利，贝母清润而除热，所以统治之。今人以之治痰嗽，大失经旨。

且李士材谓"贝母主燥痰，半夏主湿痰，二物如冰炭之反"，皆臆说也。

苍耳子

气味甘，温，有小毒。主治风头寒痛，风湿周痹，四肢拘挛，恶肉死肌，膝痛。久服，益气。

张隐庵曰：苍耳子，《本经》名葈耳，该茎叶而言也。今时用实，名苍耳子。子内仁肉，气味甘温，外多毛刺，故有小毒，花白实黄，秉阳明燥金之气。金能制风，故主治风头寒痛，谓受风邪为寒为痛也。燥能胜湿，故主治风湿周痹，四肢挛痛，谓风湿之邪伤周身血脉而为痹，淫于四肢而为拘挛痛疼也。夫周痹则周身血脉不和，周痹可治，则恶血死肌亦可治也。四肢拘挛痛可治，则膝痛亦可治也。久服则风湿外散，经脉流通，故益气。

款冬花

气味辛，温，无毒。主治咳逆上气，善喘喉痹，诸惊痫，寒热邪气。

张隐庵曰：款冬，生于水中，花开红白，气味辛温，从阴出阳，盖秉水中之生阳，而上于肺经之药也。太阳寒水之气，不从皮毛外交于肺，则咳逆上气而善喘。款冬秉水气而通肺，故可治也。厥阴、少阳木火之气，结于喉中，则为喉痹。款冬得金水之气，金能平木，水能制火，故可治也。惊痫寒热邪气，为病不止一端，故曰诸惊痫寒热邪气。款冬花秉太阳寒水之气，而上行外达，则阴阳水火之气自相交会，故可治也。

[愚按] 款冬，气味辛温，从阴出阳，主治肺气虚寒之咳喘。若肺火燔灼，肺气焦满者，不可用。《济生方》中用百合、款冬二味为丸，名百花丸，治痰嗽带血，服之有愈者，有不愈者，寒嗽相宜，火嗽不宜也。卢子由曰：款冬，《本经》主治咳逆上气，善喘喉痹，因形寒饮冷，秋伤于湿者宜之；如火热刑金，或肺气焦满，恐益销铄矣。

叶天士曰：款冬，气温，秉天春和之木气，入足厥阴肝经；味辛无毒，得地西方润泽之金味，入手太阴肺经。气味俱升，阳也。肺金主气，气逆则火乘金，而咳逆上气气喘矣。其主之者，味辛润肺，气温宣通，则肺金下降之令行，而诸症平矣。喉痹者，火结于喉而闭塞也。喉亦属肺，款冬辛温通肺，故并主喉痹也。诸惊痫寒热邪气者，惊有虚实之别，痫有五脏之分，其类不一，所以邪气亦有寒热之殊也。其主之者，以其邪虽有寒热之殊，然皆厥阴肝木气逆火炎之症。款冬辛温，温能达肝，辛能降气，气降火平，邪气退矣。

紫菀

气味苦，温，无毒。主治咳逆上气，胸中寒热结气，去蛊毒，痿蹙，安五脏。

张隐庵曰：紫，赤黑之间色也；黑赤，水火之色也。紫菀，气味苦温，秉火气也；其质阴柔，秉水气。主治咳逆上气者，启太阳寒水之气，从皮毛而合肺也。治胸中寒热结气者，助少阴火热之气，通利三焦而上达也。蛊毒在腹属土，火能生土，故去蛊毒。痿蹙在筋属木，水能生木，故去痿蹙。水火者，阴阳之征兆也，水火交则阴阳合，故安五脏。

叶天士曰：紫菀，气温，秉天春升之木气，入手厥阴心包络；味苦无毒，得地南方之火味，入手少阴心经。气升味降，阴也。火为君火，火刑肺金，则咳逆上气矣。紫菀入心，味苦清心，所以主之也。心包络手厥阴脉，起于胸中；手厥阴之筋，其支者，入腋，散胸中。主散厥阴，紫菀气温，可以散寒之气结；结而不散，乃寒热结气，厥阴有或寒或热，味苦可以散热也。蛊毒者，湿热之毒化成蛊也。味苦无毒，泄而杀蛊，所以主之也。痿蹙者，肺受湿热熏蒸，不能行清肃之令，心气热，下脉厥而上，上实下虚，抠折挈胫，纵不任地，而生痿蹙也。味苦入心，清热降气，故主痿蹙也。心为君主，十二官之宰，五脏之主也。味苦入心，心安，五脏皆安也。

知母

气味苦，寒，无毒。主治消渴热中，除邪气，肢体浮肿下水，补不足，益气。

张隐庵曰：知母，质性滋润，得寒水之精，故气味苦寒，有地参、水参之名，又名连母、蚳母者，皮有毛而肉色白，秉秋金清肃之气，得寒水之精，而秉秋金之气，须知水之有母也。秉寒水之精，故主治消渴热中；

皮外有毛，故除皮毛之邪气；肉厚皮黄，兼得土气，故治肢体浮肿下水。补不足者，补肾水之不足；益气者，益肺气之内虚。夫金生其水，故补肾水之不足；土生其金，故益肺气也。

叶天士曰：知母，气寒，秉天冬寒水之气，入足少阴肾经；味苦无毒，得地南方之火味，入手少阴心经。气味俱降，阴也。肾属水，心属火，水不制火，火烁津液，则病消渴；火熏五内，则病热中。其主之者，苦清心火，寒滋肾水也。除邪气者，苦寒之味，能除燥火之邪气也。热胜则浮，火胜则肿，苦能退火，寒能退热，故主肢体浮肿也。肾者水脏，其性恶燥，燥则开合不利，而水反蓄矣。知母寒滑，滑利关门，而水自下也。补不足者，苦寒补寒水之不足也。益气者，苦寒益五脏之阴气也。

陈修园曰：《金匮》有桂枝芍药知母汤，治肢体疼痛，身体尪羸，脚肿如脱。可知长沙诸方皆从《本经》来也。

栝蒌根

气味苦，寒，无毒。主治消渴身热，烦满大热，补虚安中，续绝伤。

张隐庵曰：栝蒌根，入土最深，外黄内白，气味苦寒，盖得地水之精气，而上达之药也。其实黄色，内如重楼，其仁色绿多脂，性能从上而下。主治消渴身热者，谓启在下之水精上滋，此根之功能也。治烦满大热者，谓降在上之火热下泄，此实之功能。补虚安中，续绝伤，合根、实而言也。水火上下交济，则补虚而安中。藤蔓之药，能资经脉，故续绝伤。

又曰：半夏起阴气于脉外，上与阳明相合，而成火土之燥；栝蒌根起阴津于脉中，天癸相合，而能滋其燥金。《伤寒》《金匮》诸方，用半夏以助阳明之气，渴者燥气太过，即去半夏，易花粉以滋之。圣贤立方加减，必推物理所以然。

叶天士曰：栝蒌根，气寒，秉天冬寒之水气，入足少阴肾经、足太阳寒水膀胱经；味苦无毒，得地南方火味，入手少阴心经。气味俱降，阴也。膀胱者，津液之腑。心火内烁，则津液枯而病消渴；膀胱主表，火盛则表亦热，而身热也。其主之者，苦寒可以清火也。心为君火，火盛则烦满大热，其主之者，寒以清之，苦以泄之也。火盛则阴虚，补虚者，清润能补阴虚也。阴者中之守，安中者，苦寒益阴，阴充中有守也。其主续绝伤者，血为阴，阴虚则伤，阴枯则绝，栝蒌根清润，则虚者滋，枯者润也。实名栝蒌，甘寒之性，能解阳邪，所以主伤寒阳邪结胸也。

陈修园曰：栝蒌根，气寒，秉天冬寒之水气，而入肾与膀胱；味苦无毒，得地南方之火味，而入心。火盛烁液，则消渴；火浮于表，则身热；火盛于里，则烦满；大热火盛，则阴虚，阴虚则中失守而不安。栝蒌根之苦寒清火，可以统主之。其主续绝伤者，以其蔓延能通阴络，而续其绝也。实名栝蒌，《金匮》取治胸痹，《伤寒论》取治结胸，盖以能开胸之结也。

瞿麦

气味苦，寒，无毒。主治关格诸癃结，小便不通，出刺决痈肿，明目去翳，破胎堕子，下血闭。

张隐庵曰：瞿者，如道路通衢，有四通八达之意；麦者，肝之谷，有东方发生之意。瞿麦，一本直上，花红根紫，秉厥阴、少阳木火之气化，苦者火之味，寒者水之性，气味苦寒，乃水生木，而木生火也。主治关格诸癃，小便不通者，厥阴肝木主疏泄，少阳三焦主决渎也。出刺决痈肿者，津液随三焦出气，以温肌肉之刺可出，而肌肉之痈肿可决也。明目去翳者，肝通窍于目，肝气和而目明也。破胎堕子者，少阴属肾，肾气泄则破胎堕子。下血闭者，厥阴主肝，肝气通，则月事时行，而下血闭。

苦参

气味苦，寒，无毒。主治心腹结气，癥瘕积聚，黄疸，溺有余沥，逐水，除痈肿，补中，明目止泪。

张隐庵曰：苦参，气味苦寒，根黄花白，秉寒水之精，得中土之化。水精上与君火相参，故主治心腹结气；参伍于中土之中，故治癥瘕积聚，而清黄疸；秉水精则能资肾，故治溺有余沥。苦主下泄，故逐水；苦能清热，故除痈肿。得中土之化，故补中；水之精上通于火之神，故明目止泪。

陈修园曰：此以味为治也。苦入心，寒除火，故苦参专治心经之火，与黄连功用相近。但黄连似去心脏之火为多，苦参似去心腑小肠之火为多，则以黄连之气味清，而苦参之气味浊。

青蒿

气味苦，寒，无毒。主治疥瘙痂痒恶疮，杀虫，治留热在骨节间，明目。

张隐庵曰：青蒿，春生苗叶，色青根白，气味苦寒，盖受金水之精，而得春生之气。主治疥瘙痂痒恶疮者，气味苦寒，苦杀虫，寒清热也。又曰杀虫者，言不但治疥瘙，而且杀虫也。又曰治热留在骨节间者，言不但治痂痒恶疮，且治留热在骨节间也。秉金水之精，得春生之气，故明目。

石韦

气味苦，平，无毒。主治劳热邪气，五癃闭不通，利小便水道。

张隐庵曰：水草、石草，皆主在肾。石韦生石上，凌冬不凋，盖秉少阴之精气；叶背有金星，有黄毛，乃金水相生，肾上连肺也。治劳热邪气者，劳热在骨，邪气在皮，肺肾之所主也。五癃者，五液癃闭，小便不利也。石韦助肺肾之精气，上下相交，水精上濡，则上窍、外窍皆通，肺气下化，则水道行而小便利矣。夫水声泄肾气，人声泄肺气，不闻水声、人声者，藏水天之精，以助人之肺肾也。

海藻

气味苦，咸，寒，无毒。主治瘿瘤结气，散颈下硬核痛，痈肿，癥瘕坚气，腹中上下雷鸣，治十二经水肿。

张隐庵曰：咸能软坚，咸主润下，海藻生于海中，其味苦咸，其性寒凉，故主治经脉外内之坚结瘿瘤结气。颈下硬核痛，痈肿，乃经脉不和，而病结于外也。癥瘕坚气，腹中上下雷鸣，乃经脉不和，而病结于内也。海藻形如乱发，主通经脉，故治十二经水肿，人身十二经脉流畅，则水肿自愈矣。

水萍

气味辛，寒，无毒。主治暴热身痒，下水气，胜酒，长须发，止消渴。久服，轻身。

张隐庵曰：太阳之气，根于水中，而外浮于肤表。萍生水中，浮于水面，盖秉太阳之气化；其背紫赤，皆连于水，乃太阳之气根于水中也；盛于暑夏，乃太阳之气开萍而主夏也。气味辛寒，辛为乾金，太阳如天而合乾，太阳本寒，太阳标阳而本寒也。主治暴热身痒者，风热之邪暴客皮肤，一身苦痒，水萍秉寒水之气，外行肤表，故暴热身痒可治也。下水气者，太阳之气外达皮毛，则膀胱之水气自下也。胜酒者，酒性辛温而慓悍，先行皮肤，水萍辛寒而解热，亦先行皮肤，故能胜酒。长须发者，太阳为诸阳主气，而熏肤泽毛，须发长也。得寒水之精气，故止消渴。久服则阴精盛而阳气充，故身轻。太阳之气出于水中，上与君火相合而主日；水萍下为水映，上为日晒方长，乃太阳之气上下相通，此物理自然之妙用也。

陈修园曰：水萍生于水中，而能出水上，且其叶入水不濡，是其性能敌水也。故凡水湿之病，皆可治也。其根不着土而上浮水面，故又能主皮毛之疾。

萆薢

气味苦，平，无毒。主治腰脊痛强，骨节风寒湿周痹，恶疮不瘳，热气。

张隐庵曰：凡草木之根荄坚硬而骨胜者主肾，有刺而藤蔓者走经脉。萆薢骨胜、藤蔓，故主治腰脊痛强，骨节风寒而主肾，又治湿痹周痹而主经脉；苦能清热，故治恶疮不瘳之热气。

叶天士曰：萆薢，气平，秉天秋降之金气，入手太阴肺经；味苦无毒，得地南方之火味，入手少阴心经。气味俱降，阴也。太阳寒水经，挟脊，抵腰中，太阳有湿则阳气不布，腰脊强而痛矣。太阳经行身表，附皮毛而为外卫者也。皮毛者，肺之合，萆薢气平入肺，味苦燥湿，肺之皮毛理，而太阳之湿亦逐，所以主腰脊强痛也。骨节者，节犍之处也，亦属太阳经，湿流孔窍，故风寒湿合而成痹，则周身麻木，而骨节更甚也。其主之者，萆薢入肺，肺通调水道，下输膀胱，可以去大肠之湿而理痹也。恶疮热气，皆属心火，萆薢味苦清心，心火退则恶疮愈，而热气解矣。

白茅根

气味甘，寒，无毒。主治劳伤虚羸，补中益气，除瘀血血闭，寒热，利。

张隐庵曰：白茅根，色白味甘，上刚下柔，根多津汁，秉于金水相生之气化。主治劳伤羸瘦者，烦劳内伤则津液不荣于外，而身体羸瘦，茅根秉水精而多汁，故治劳伤羸瘦。补中益气者，中土内虚则气不足，茅根秉土气而味甘，故能补中益气。除瘀血血闭者，肝气内虚则血不荣筋，而为瘀血血闭之症，茅根秉金气而色白，故除瘀血血闭。肺金之气外达皮毛，则寒热自愈。皮毛之气下输膀胱，则小便自利。

狗脊

气味苦，平，无毒。主治腰背强，机关缓急，周痹寒湿，膝痛，颇利老人。

张隐庵曰：狗脊，根坚似骨，叶有赤脉，主利骨节而通经脉之药也。治腰背强，机关缓急，利骨节者，血脉不和则为周痹，或因于寒，或因于湿，皆能为痹，治周痹寒热，通经脉也。又曰膝痛者，言机关缓急，则膝亦痛。老人经血虚而机关不利，故颇利老人。

淫羊藿

气味辛，寒，无毒。主治阴痿，绝伤，茎中痛，利小便，益气力，强志。

张隐庵曰：羊为火畜，藿能淫羊，盖秉水中之天气，而得太阳阳热之气化也。秉水中天气，故气味辛寒；得太阳之热，故主治阴痿绝伤。太阳合膀胱寒水之气，故治茎中痛，利小便。大肠之气，上合于肺，内通于肾，故益力强志。

淫羊藿，太阳之气，而功能治下，与紫萍秉太阳之气化，浮越于肤表者，少有不同，故生处不闻水声者良，欲使太阳之气藏于水中，而不征现于外也。圣人体察物性，曲尽苦心。学者潜心玩索，庶几得之。

叶天士曰：淫羊藿，气寒，秉天冬令之水气，入足少阴肾经；味辛无毒，得地润泽之金味，入手太阴肺经。气味降多于升，阴也。阴者，宗筋也。水不制火热，则筋失其刚性而痿矣。淫羊藿入肾而气寒，寒足以制火，而痿自愈矣。绝伤者，阴绝而精伤也。气寒益水，味辛能润，润则阴精充也。茎，玉茎也。痛者，火郁于中也。热者清之以寒，郁者散之以辛，所以主茎中痛也。小便气化乃出，辛寒之品，清肃肺气，故利小便。肺主气，辛润肺，故益气力也。气力既益，内养刚大，所以强志，盖肾藏志也。

陈修园曰：淫羊藿，气寒，秉天冬寒水之气而入肾；味辛无毒，得地之金气而入肺，金水二脏之药。细味经文，俱以补水脏为主。阴者，宗筋也。宗筋属于肝木，木遇烈日而痿，一得气寒之羊藿，即如得露而挺矣。绝伤者，脉络绝而不续也。《金匮》云：脉络者，阴精阳气所往来也。羊藿气寒味辛，具水天之气，环转运行而能续之也。茎，玉茎也，火郁于中则痛。热者清之以寒，郁者散之以辛，所以主茎中痛也。小便主于膀胱，必假三焦之气化而出。三焦之火盛，则孤阳不化，而为溺短、溺长之症，一得淫羊藿之气寒味辛，金水相函，阴气濡布，则小便利矣。肺主气，肾藏志。孟夫子云：夫志，气之帅也。润肺之功，归于补肾，其"益气力，强志"之训，即可于孟夫子"善养刚大"之训悟之也。第此理难与时医道耳。叶天上云：淫羊藿浸酒，治偏风不遂，水涸腰痛。

紫葳

气味酸，微寒，无毒。主治妇人产乳余疾，崩中癥瘕，血闭寒热羸瘦，养胎。

张隐庵曰：紫葳，延引藤蔓，主通经脉；气味酸寒，主清血热，故《本经》主治如此。近时用此为通经下胎之药，仲景鳖甲煎丸亦用紫葳以消癥瘕，必非安胎之品。《本经》"养胎"二字，当是堕胎之讹耳。

薤白

气味辛，苦，温，滑，无毒。主治金疮溃败，轻身不饥耐老。

张隐庵曰：薤用在下之根，气味辛温，其性从下而上，主生阳之气上升者也。《金匮》胸痹证，有栝蒌薤白白酒汤、栝蒌薤白半夏汤、枳实薤白桂枝汤，皆取自下而上，从阴出阳之义。金疮溃败，则皮肤经脉虚寒，薤白辛温，从内达外，故能治之。生阳上升，则轻身不饥耐老。

叶天士曰：薤白，气温，秉天春和之木气，入足厥阴肝经；味辛苦滑，无毒，得地西南金火之味，而有润泽之性，入手太阴肺经、手少阴心经。气味升多于降，阳也。金疮气虚，则疮口不合，气温可以益气，所以主疮溃败也。气温达肝，肝气条畅，则气血日生，所以轻身。温暖脾土，土健所以不饥。味辛润血，血华所以不老也。

龙胆

气味苦，涩，大寒，无毒。主治骨间寒热，惊痫邪热，续绝伤，定五脏，杀蛊毒。

张隐庵曰：龙胆草，根味极苦而兼涩，性大寒，茎如竹枝，花开青碧，秉东方木气，故有龙胆之名。龙乃东方之神，胆主少阳甲木，苦走骨，故主治骨间寒热。涩类酸，故除惊痫邪气。胆主骨，肝主筋，故续绝伤。五脏六腑皆取决于胆，故定五脏。山下有风曰蛊，风气升，而蛊毒自杀矣。

黄芩

气味苦，寒，无毒。主治诸热黄疸，肠澼泄痢，逐水，下血闭，恶疮疽蚀火疡。

张隐庵曰：黄芩，色黄内空，能清肠胃之热；而性寒，能清肌表之热，乃手足阳明兼手太阴之药也。主治诸热黄疸，肠澼泄痢者，主诸经之热归于胃上而为黄疸，归于大肠而为泄痢，黄芩中空，主清肠胃，故能治之。肠胃受浊，得肺气通调，则水津四布，血气运行。逐水，下血闭者，黄芩外肌皮而清肌表，肌表清则肺气和，而流水可逐，血闭自下矣。火热之气留于肌肉皮肤，则为恶疮疽蚀。恶疮疽蚀，名曰火疡。黄芩治之，清肌表也。

叶天士曰：黄芩，气平，秉天秋凉之金气，入手太阴肺经；味苦无毒，得地南方之火味，入手少阴心经。气味俱降，阴也。心者，火脏也，十二官之君，诸热之主也。苦平清心，故主诸热。黄疸者，湿热乘脾之症也。脾为太阴湿土，土受湿热，则本色现而发黄疸。黄芩苦平清肺，肺亦太阴，太阴湿热退，而脾疸亦平也。肺与大肠相表里，大肠湿热，则肠澼泄痢。黄芩清肺，肺清则通调水道，而湿热下逐，肠肺复其燥金之性，而泄痢愈。肺司水道，热则肺失清肃之令，而水道不通，水因而蓄焉。黄芩清肺，则气化下及膀胱，而水下逐矣。血闭者，实热在血分，而经闭不通也。心主血，味苦清心，则能下泄，所以主之。恶疮疽蚀者，系疮疽败坏，清腐而不收口也；火疡者，火伤疮也，皆心火有余而腐坏肺之皮毛也。苦平清心肺，所以主恶疮疽蚀火疡也。

陈修园曰：黄芩、黄连与黄柏，皆气寒味苦而色黄，主治大略相似，大抵气寒能除热，味苦能燥湿。色黄者皆属于土，黄而明亮者则属于金，金借土之色以为色，故五金以黄金为贵也。但黄芩中空似肠胃，肠为手阳明，胃为足阳明，其主诸热者，指肠胃诸热病而言也。黄疸，为大肠经中之郁热。逐水者，逐肠中之水。下血闭者，攻肠中之蓄血。恶疮疽蚀火疡者，为肌肉之热毒。阳明主肌肉，泻阳明之火，即所以解毒也。《本经》主治之言如此，仲景于少阳经用之，于心下悸易茯苓，于腹痛易芍药，又于《本经》言外别有会悟也。

藁本

气味辛，温，无毒。主治妇人疝瘕，阴中寒肿痛，腹中急，除头风寒，长肌肤，悦颜色。

张隐庵曰：藁，高也。藁本始崇山，得天地崇高之气，秉太阳标本之精，故下治妇人疝瘕、阴中寒肿痛，中治腹中拘急，上除头风痛，盖太阳之脉本于下而上额交巅，出入于中上也。太阳阳气有余，则长肌肤，悦颜色。

叶天士曰：藁本，气温，秉天春升之木气，入足厥阴肝经；味辛无毒，得地西方之金味，入手太阴肺经。气味俱升，阳也。妇人以血为主，血藏于肝，肝血少则肝气滞，而疝瘕之症生矣。藁本温辛，温行辛润，气不滞而血不少，疝瘕自平也。厥阴之脉络阴器，厥阴之筋结阴器，其主阴中寒肿痛者，入肝而辛温散寒也。厥阴之脉抵小腹，肝性急，腹中急，肝血不润也。味辛润血，所以主之。风气通肝，肝经与督脉会于巅顶，风邪行上，所以头痛，其主之者，辛以散之。肺主皮毛，长肌肤，味辛益肺之力，悦颜色，辛能润血之功也。

百合

气味甘，平，无毒。主治邪气腹胀心痛，利大小便，补中益气。

张隐庵曰：百合，色白属金，味甘属土，昼开夜合，应天道之昼行于阳，夜行于阴；四向六合，应土气之达于四旁。主治邪气腹胀心痛者，邪气下乘于脾，则地气不升而腹胀；邪气上乘于肺，则天气不降而心痛。盖腹者脾之部，肺者心之盖也。利大小便者，脾气上升，肺气下降，则水津四布，糟粕运行矣。补中者，补脾；益气者，益肺也。

干姜

气味辛，温，无毒。主治胸满咳逆上气，温中，止血，出汗，逐风湿痹，肠澼下痢。生者尤良。

张隐庵曰：太阴为阴中之至阴，足太阴主湿土，手太阴主清金。干姜气味辛温，其色黄白，乃手足太阴之温品也。胸满者，肺居胸中，胸寒则满也。咳逆上气者，手足太阴之气不相贯通，致肺气上逆也。温中者，言干姜主治胸满咳逆上气，以其能温中也。脾络虚寒，则血外溢，干姜性温，故止血也。出汗者，辛以润之，开腠理，致津液，通气也。逐风湿痹者，辛能发散。肠澼下痢，乃脾脏虚寒。《伤寒论》云：脾气孤弱，五液注下，下焦不合，状如豚肝。干姜能温脾土，故治肠澼下利。生者尤良，谓生姜能宣达胃气，用之尤良。

［按］桂枝、葛根、柴胡诸汤，并胃逆、呕吐、表寒诸症，多用生姜。夫生姜，乃老姜所生之子姜，主宣达阳明，为太阴之腑。故干姜治脾，生姜治胃。脏腑者，子母之谓也。

[按]《神农本经》止有生姜、干姜，而无炮姜。后人以干姜炮黑，谓之炮姜。《金匮要略》治肺痿，用甘草干姜汤，其干姜亦炮，是炮姜之用，仲祖其先之矣。姜味本辛，炮过则辛味稍减，主治产后血虚身热，及里寒吐血、衄血、便血之证。若炮制太过，本质不存，谓之姜炭，其味微苦不辛，其质轻浮不实，又不及炮姜功能矣。即用炮姜，亦必须三衢开化之母姜，始为有力。今药市中多以伤水变味之生姜晒干炮用，未免有名无实。

叶天士曰：干姜，气温，秉天春升之木气，入足厥阴肝经；味辛无毒，得地西方之金味，入手太阴肺经；炮炭色黑，入足少阴肾经。气味俱升，阳也。胸中，肺之分也。肺寒则金失下降之性，气壅于胸而满也。满则气上，所以咳逆上气之症生焉。其主之者，辛散温行也。中者，脾与胃也。脾胃为土，土赖火生，炮姜入肾助火，火在下谓之少火，少火生气，气充则中自温也。血随气行，气逆火动，则血上溢。炮姜入肾，肾温则浮逆之火气皆下，火平气降，其血自止矣。出汗者，辛温能发散也。逐风湿痹者，辛制风，温散湿也。辛温温肺，故大肠亦温，而下痢止矣。生者其性尤烈，所以尤良。

陈修园曰：干姜气温，秉厥阴风木之气，若温而不烈，则得冲和之气而属土也；味辛，得阳明燥金之味，若辛而不偏，则金能生水而转润矣。故干姜为脏寒之要药也。胸中者，肺之分也。肺寒则金失下降之性，气壅于胸中而满也。满则气上，所以咳逆上气之症生焉。其主之者，辛散温行也。中者，土也。土虚则寒，而此能温之。止血者，以阳虚阴必走，得暖则血自归经也。出汗者，辛温能发散也。逐风湿痹者，治寒邪之留于筋骨也。治肠澼下痢者，除寒邪之陷于肠胃也。以上诸治，皆取其雄烈之用，如孟子所谓"刚大浩然之气，塞于天地之间"也。生则辛味浑全，故又申言曰"生者尤良"。即《金匮》治肺痿，用甘草干姜汤，自注"炮用"，以肺虚不能骤受过辛之味，炮之使辛味稍减，亦一时之权宜。非若后世炮黑、炮炭，全失姜之本性也。叶天士亦谓"炮黑入肾"，何其陋欤？

赤小豆

气味甘，酸，平，无毒。主下水肿，排痈肿脓血。

张隐庵曰：赤豆煮熟，其味则甘，生时其气微酸，故曰甘酸平。豆者，水之谷也。其性下沉，是主从上而下，由外而内；色赤属火，又主从下而上，由内而外。《本经》主下水肿，乃从上而下，由外而内也。排痈肿脓血，乃从下而上，由内而外矣。

大豆黄卷

气味甘，平，无毒。主治湿痹筋挛，膝痛不可屈伸。

张隐庵曰：黑大豆，水浸出芽，约五寸长，便干之。《金匮》薯蓣丸，治虚劳不足，风气百疾，内用大豆黄卷，义可知矣。

白薇

气味苦，咸，平，无毒。主治暴中风，身热肢满，忽忽不知人，狂惑邪气，寒热酸痛，温疟洗洗，发作有时。

张隐庵曰：凡草木皆感春气而生，惟《本经》号白薇为春生，谓其能启水天之精气，随春气而生升也。其味苦咸，咸者水也，苦者火也，秉太阳寒水之气在下，标阳之气在上也。根色黄白，又得阳明秋金之气，而秋金之气合肺气于皮毛，亦太阳之所主也。太阳标阳之气行于肤表，故主治暴中风；太阳寒水之气周于一身，故主治身热肢满，风邪淫于四末也。忽忽，眩晕貌。忽忽不知人，风邪行于头目也。夫风者，百病之长，善行数变，狂惑邪气，风淫血分，而涉于心包矣；寒热酸痛，风淫肌腠，而涉于经脉矣。白薇秉秋金之气，故治诸风之变证。先热后寒，名曰温疟；洗洗，如水洒身之寒也。温热发作有时，白薇秉寒水之气，上行外达，故治温疟；又，太阳之标阳，故治温疟之洗洗。

败酱

气味苦，平，无毒。主治暴热火疮赤气，疥瘙疽痔，马鞍热气。

张隐庵曰：败酱，俗名苦菜，味苦性寒，故主治暴热火疮赤气。而疥瘙疽痔，马鞍热气，皆为火热之病。马者，火畜也。《金匮》方有薏苡附子败酱散，亦主肠痈而消热气。

白鲜根皮

气味苦，寒，无毒。主治头风，黄疸，咳逆，淋沥，女子阴中肿痛，湿痹死肌，不可屈伸，起止行步。

张隐庵曰：白鲜，臭腥色白，气味苦寒，秉金水之精，而治风热之症。主治头风，金能制风也。治黄疸，水能清热也。秉金气而益肺，故治咳逆。秉水气而益膀胱，故治男子之淋沥，女子之阴中肿痛。燥气属金，故治湿痹之死肌。水气主骨，故治骨属不可屈伸，及不可起止行步也。

蓼实（附）

气味辛，温，无毒。主治明目，温中，耐风寒，下水气，面浮肿，痈疡。

薇衔

气味苦，平，无毒。主治风湿痹，历节痛，惊痫吐舌，悸气贼风，鼠瘘痈肿。

张隐庵曰：按《月令》五月鹿角解，十一月麋角解，是麋鹿有阴阳之分矣。此草秉少阴水火之气，是以麋鹿咸宜，犹乌药之治猫狗也。《素问》黄帝问曰：有病身热懈惰，汗出如浴，恶风少气，此为何病？岐伯曰：病名酒风，治之以泽泻、术各三分，麋衔五分，合以三指撮，为后饭。此圣方也，后世不知用之，诚缺典矣。

土瓜根

气味苦，寒，无毒。主治消渴，内痹瘀血月闭，寒热酸痛，益气愈聋。

张隐庵曰：愚按土瓜，非世俗所食之王瓜，又非世俗所食之甜瓜，《本经》虽有其名，今人未之识也。因仲景《伤寒论》有土瓜根为导之法，故存之。

厚朴

气味苦，温，无毒。主治中风伤寒头痛，寒热惊悸，气血痹，死肌，去三虫。

张隐庵曰：厚朴，气味苦温，色赤性烈，花实咸红，冬不落叶，肉厚色紫，盖秉少阳木火之精，而通于肌腠者也。主治中风伤寒头痛，寒热惊悸者，谓能解肌而发散也，助木火之精气，故能定肝心之惊悸也。气血痹者，津液随三焦出气，以温肌肉，肝主冲任之血，充肤热肉，痹则血气不和于肌腠。厚朴气温色紫，能解气血之痹，而活死肌也。去三虫者，三焦火气内虚则生虫，厚朴得少阳之火化，而三虫自去也。

〔愚按〕厚朴色赤性烈，生用则解肌而达表，秉木火之气化也；炙香则运土而助脾，木生火而火生土也。《金匮》方中厚朴大黄汤，用厚朴一尺，取象乎脾也。

叶天士曰：厚朴，气温，秉天春升之木气，入足厥阴肝经；味苦无毒，得地南方之火味，入手少阴心经。气味升多于降，阳也。《难经》云：伤寒有五，中风、伤寒、湿温、热病、温病是也。中风伤寒者，中风症也。风气通肝，肝脉与督脉会于顶巅，风为阳邪而伤上，所以头痛。其主之者，厚朴入肝，温散也。寒热惊悸者，病寒热而惊悸也。心虚则悸，肝虚则惊，厚朴气温，可以达肝，味苦可以清心也。肝藏血，心主血，血凝泣则成痹。苦可以泄，温可以行，故主血痹。死肌者，亦血泣而皮毛不仁麻木也。苦泄温行，故亦主之。三虫，湿所化也。味苦燥湿，可以杀虫，所以去三虫也。

陈修园曰：厚朴，气温，秉木气而入肝；味苦无毒，得火味而入心。然气味厚而主降，降则温而专于散，苦而专于泄，故所主皆为实症。中风有便溺阻隔症，伤寒有下之微喘症，有发汗后腹胀满症、大便硬症，头痛有浊气上冲症，俱宜主以厚朴也。至于温能散寒，苦能泄热，能散能泄，则可解逆气之惊悸。能散则气行，能泄则血行，故可以治气血痹及死肌也。三虫本湿气所化，厚朴能散而泄之，则三虫去也。宽胀下气，经无明文，仲景因其气味苦温而取用之，得《本经》言外之旨也。

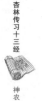

黄柏

气味苦，寒，无毒。主治五脏肠胃中结热，黄疸肠痔，止泄痢，女子漏下赤白，阴阳蚀疮。

张隐庵曰：黄柏，气味苦寒，冬不落叶，秉太阳寒水之精；皮厚色黄，质润稠黏，得太阴中土之化。盖水在地之下，由地中行，故主治五脏肠胃中之结热，黄疸肠痔。治结热者，寒能清热也。治黄疸肠痔者，苦能胜湿也。止泄痢者，先热泄而后下痢，黄柏苦寒，能止之也。女子漏下赤白，阴阳蚀疮，皆湿热下注之病。苦胜湿而寒清热，故黄柏皆能治之也。以上主治，皆正气无亏，热毒内盛，所谓"下者举之，结者散之，热者寒之，强者泻之，各安其气，必清必静，则病气衰去，归其所宗"，此黄柏之治，皆有余之病也。如正气稍虚，饮食不强，便当禁用。

［愚按］黄柏，秉寒水之精，得中土之化，有交济阴阳，调和水火之功，所治至广。而《珍珠囊药性》云：黄柏疮用，一言蔽之。后人徒事歌括者，信为疮药而已。其曰"珍珠"，殆以鱼目欺世尔。

叶天士曰：黄柏，气寒，秉天冬寒之水气，入足少阴肾经；味苦无毒，得地南方之火味，入手少阴心经。气味俱降，阴也。五脏六腑，心为君主，心属火。结热，火气结也。味苦泄热，所以主之。黄疸，胃经湿热之症；肠痔，大肠火结之病；泄痢，大肠湿热之症。其主之者，黄柏入肾，肾者，胃之关；大肠，肾之主也。气寒能清热，味苦能燥，故治以上诸症也。漏下赤白，胎漏下血及赤白带下也，一因血热妄行，一因湿热下注。黄柏入肾，寒能清热，苦可燥湿，所以主之。阴阳蚀疮，阴户伤蚀成疮也。诸疮皆属心火，其主之者，苦寒泄火也。

陈修园曰：黄柏，气寒，秉天冬寒之水气；味苦无毒，得地南方之火味；皮厚色黄，得太阴中土之化。五脏为阴，凡《经》言"主五脏"者，皆主阴之药也。治肠胃中热结者，寒能清热也。治黄疸肠痔者，苦能胜湿也。止泄痢者，湿热泄痢，惟苦能除之，而且能坚之。女子胎漏下血，因血热妄行，赤白带下，及阴户伤蚀成疮，皆由湿热下注。黄柏寒能清热，苦能燥湿，所以主之。然皆正气未伤，热毒内盛，有余之病，可以暂用，否则不可姑试也。凡药之燥者未有不热，而寒者未有不湿，黄柏于清热之中而兼燥湿之效。

栀子

气味苦，寒，无毒。主治五内邪气，胃中热气，面赤，酒疱皶鼻，白癞赤癞，疮疡。

张隐庵曰：栀子，气味苦寒，其色黄赤，春荣夏茂，凌冬不凋，盖秉少阴之气化，少阴寒水在下，而君火在上也。花多五瓣，而栀花六瓣，六者，水之成数也。梢杪结实，味苦赤色，房刻七棱、九棱，是下秉寒水之精，而上结君火之实。主治五内邪气，胃中热气者，秉寒水之精，而治热之在内者也。面赤，酒疱皶鼻，白癞赤癞，疮疡者，结君火之实，而治热之在外也。栀子能启寒水之精，清在上之火热，复能导火热之气以下降者如此。

栀子生用，能启水阴之气上滋，复导火热以下行；若炒黑，则但从上而下，不能启水阴以上滋。故仲景栀子豉汤，生用，不炒，有交媾水火，调和心肾之功。而后人委言栀子生用则吐，炒黑则不吐，且以栀子豉汤为吐剂。愚每用生栀子及栀子豉汤，并未曾吐。夫不参经旨，而以讹传讹者，不独一栀子为然矣。

叶天士曰：栀子，气寒，秉天冬寒之水气，入足太阳寒水膀胱经；味苦无毒，得地南方之火味，入手少阴心经。气味俱降，阴也。五内者，五脏之内也。五脏为阴，其邪气内，阳邪也。栀子苦寒清阳，所以主之。胃为阳明，胃中热气，即燥热之气也。气寒秉冬寒之水气，所以除燥热也。心主血，其华在面，面赤色，心火盛也。味苦清心，所以主之。鼻属肺，肺为金，金色白，心火乘肺，火色赤，故鼻红，成酒疱皶鼻。其主之者，入心清火也。癞者，麻皮风也。膀胱主表，心火郁于膀胱寒水经，则湿热成癞也。白者，湿也；赤者，火也。栀子入心与膀胱，苦寒所以燥湿热，所以主之也。疮疡皆属心火，苦寒清心，故主疮疡也。

陈修园曰：栀子，气寒，秉水气而入肾；味苦，得火味而入心。五内邪气，五脏受热邪之气也。胃中热气，胃经热烦，懊憹不眠也。心之华在面，赤则心火盛也。鼻属肺，酒疱皶鼻，金受火克而色赤也。白癞为湿，赤癞为热，疮疡为心火。栀子下秉寒水之精，上结君火之实，起启水阴之气上滋，复导火热之气下行，故统主以上诸症。唯生用之，气性尚存；若炒黑，则为死灰，无用之物矣。仲景栀子豉汤用之者，取其交媾水火，调和心肾之功；加香豉以引其吐，非栀子能涌吐也。

杏仁

气味甘，苦，温，冷利，有小毒。主治咳逆上气，雷鸣，喉痹，下气，产乳，金疮，寒心奔豚。

张隐庵曰：杏仁，气味甘苦，其实苦重甘，其性带温，其质冷利。冷利，乃湿润之意。主治咳逆上气者，利肺气也。肺气利，而咳逆之气自平矣。雷鸣者，邪在大肠；喉痹者，肺窍不利；下气者，谓杏仁质润下行，主能下气，气下则雷鸣、喉痹皆愈矣。产乳者，产妇之乳汁也。生产无乳，杏仁能通之。金疮者，金刃伤而成疮也。金伤成疮，杏仁能敛之。寒心奔豚者，肾脏水气凌心而寒，如豚上奔。杏仁治肺，肺者，金也。金为水之母，母能训子逆，又肺气下行，而水逆自散矣。

叶天士曰：杏仁，气温，秉天春和之木气，入足厥阴肝经；味甘，得地中正之土味，入足太阴脾经；杏果本苦，且属核仁，而有小毒，则秉火性，入手少阴心经。气味俱升，阳也。肺为金脏，气上逆乘肺，则咳逆。肺苦气逆，急食苦以泄之。杏仁苦而下泄，所以止咳也。火结于喉，闭而不通，则为喉痹；雷鸣者，火结痰壅，声如吼也。杏仁温能散结，苦能下泄，甘可缓急，所以主之也。杏仁味苦制肺，制则生化，则肺下行，所以下气。肝藏血，血温则流行，故主产乳。血既流行，疮口亦合，故又主金疮也。心阳虚，则寒水之邪自下如豚上奔，冲犯心血矣，故为寒水奔豚。其主之者，杏仁火土之气，味苦能益心阳而伐水邪也。杏本有小毒，若双仁则失其常，所以能杀人也。

陈修园曰：杏仁，气味甘苦，其实苦重于甘，其性带湿，其质冷利。冷利者，滋润之意也。"下气"二字，足以尽其功用。肺实而胀，则为咳逆上气。雷鸣喉痹者，火结于喉为痹痛，痰声之响如雷鸣也。杏仁下气，所以主之。气有余便是火，气下即火下，故乳汁可通，疮口可合也。心阳虚，则寒水之邪自下上奔，犯于心位。杏仁有下气之功，伐寒水于下，即所以保心阳于上也。凡此，皆治有余之证。若劳伤咳嗽之人，服之必死。

时医谓产于叭哒者，味纯甘可用。而不知纯甘非杏仁之正味，既无苦降之功，徒存其湿以生痰，甘以壅气，阴受其害，至死不悟，惜哉。

桃仁

气味苦，甘，平，无毒。主治瘀血血闭，癥瘕邪气，杀小虫。

张隐庵曰：桃仁、杏仁味俱甘苦，杏仁苦胜，故曰甘苦；桃仁甘胜，故曰苦甘。桃色先青后紫，其味甘酸，秉木气也；其仁亦主疏肝。主治瘀血血闭，疏肝气也。癥瘕邪气，乃血与寒汁沫留于肠胃之外，凝结而为癥瘕。肝气和平，则癥瘕邪气自散矣。杀小虫者，厥阴风胜则生虫，肝气疏通而虫自杀矣。《素问》五果所属，以桃属金，为肺之果。后人有"桃为肺果，其仁治肝"之说。

［愚按］桃味酸甘，其生色青熟紫，并无金体。窃疑《素问》之桃，乃胡桃也，俗名核桃，外壳内白，庶几似之。若谓桃，则惟毛桃仁之桃，皮色白有毛，余即无矣，生时肉青白，熟则紫矣。若以外核内仁当之，则杏、梅未始不如是。献疑于此，俟后贤正之。

叶天士曰：桃仁，气平，秉天秋收之金气，入手太阴肺经；味苦甘无毒，得地中南火土之味，入手少阴心经、足太阴脾经。气味降多于升，阴也。心主血，脾统血，血者，阴也，有形者也，周流乎一身，灌溉乎五脏者也。一有凝滞，非瘀即闭矣。至有形可征即成癥，体物成形则成瘕，盖皆心脾不运故也。桃仁甘以和血，苦以散结，则瘀者化，闭者通，而积者消矣。桃木之精，能镇辟不祥，所以主邪气。秉火之苦味，所以杀小虫也。

陈修园曰：桃仁，气平为金气，味苦为火味，味甘为土味，所以泻多而补少者，以气平主降，味苦主泄，甘味之少，不能与之为敌也。徐灵胎曰：桃得三月春和之气以生，而花色鲜明似血，故一切血郁血结之症，不能调和畅达者，此能入于其中，而和之散之。然其生血之功少，而去瘀之功多者，何也？桃本非血类，故不能有所补益。若瘀瘕，皆已败之血，非生气不能流通。桃之生气皆存于仁，而味苦又能开泄，故能逐旧而不伤新也。

桃胶（附）

气味苦，平，无毒。炼服，保中不饥，忍风寒。

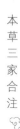

乌梅

气味酸，温，平，涩，无毒。主治下气，除热烦满，安心，止肢体痛，偏枯不仁，死肌，去青黑痣，蚀恶肉。

张隐庵曰：梅花放于冬，而实熟于夏，独得先春之气，故其味酸，其气温平而涩，涩附于酸也。主下气者，得春生肝木之味，生气上升，则逆气下降矣。除热烦满者，秉冬令水阴之精，水精上滋，则烦满除，而胸膈不满矣。安心者，谓烦热除而胸膈不满，则心气亦安。肢体痛，偏枯不仁，死肌，皆阳气虚微，不能熏肤充身泽毛，若雾露之溉。梅实结于春，而熟于夏，主敷布阳气于肌腠，故止肢体痛及偏枯不仁之死肌。阳气充达，则其颜光，其色鲜，故去面上之青黑痣，及身体虫蚀之恶肉。

[愚按] 乌梅味酸，得东方之木味，放花于冬，成熟于夏，是秉冬令之水精，而得春升之上达也。后人不体经义，不穷物理，但以乌梅为酸敛收涩之药，而春生上达之义，未之讲也，惜哉。

叶天士曰：乌梅，气平，秉天秋收之金气，入手太阴肺经；味酸无毒，得地东方之木味，入足厥阴肝经。气味俱降，阴也。肺主气，气平则降，所以下气。肝属木，木枯火炎，逆于胸中，则热而烦满。乌梅味酸，能收浮热，吸气下行，所以止烦满也。心者，火也，木之子，味酸气平，能平肝木，木和心自安也。肢体属脾，脾为土，肝木克土则痛，味酸则敛，所以止痛。肝藏血，血枯则偏枯不仁、死肌矣。味酸益肝血，血和则润，不仁、死肌愈也。去青黑痣，及蚀恶肉，酸收之味外治，能消痣与肉也。

陈修园曰：乌梅，气平，秉金气而入肺；气温，秉木气而入肝；味酸无毒，得木味而入肝；味涩，即酸之变味也。味胜于气，以味为主。梅得东方之味，放花于冬，成熟于夏，是秉冬令之水精，而得春生之气，以上达也。其下气者，生气上达，则逆气自下矣。热烦满，心不安，《伤寒论》厥阴症以"气上撞心，心疼热"等字赅之，能下其气，而诸病皆愈矣。脾主四肢，木气不达而为死肌。乌梅能和肝气，养肝血，所以主之。去青黑痣及蚀恶肉者，酸收之味，外能消痣与恶肉也。

枳实

气味苦，寒，无毒。主治大风在皮肤中，如麻豆苦痒，除寒热结，止痢，长肌肉，利五脏，益气力，轻身。

张隐庵曰：枳实，气味苦寒，冬不落叶，秉少阴标本之气化；臭香形圆，花多白刺，穰肉黄白，又得阳明金土之气化。主治大风在皮肤中，如麻豆痒者，得阳明金气而治风，秉少阴水气而清热也。除寒热结者，秉少阴本热之气而除寒，标阴之气而除热也。止痢，长肌肉者，得阳明中土之气。五脏发源于先天之少阴，生长于后天之阳明，故利五脏。得少阴之气，故益气。得阳明之气，故轻身。

仲祖本论，有大承气汤用炙厚朴、炙枳实，小承气汤用生厚朴、生枳实，生熟之间，有意存焉。学者不可不参。

叶天士曰：枳实，气寒，秉天冬寒之水气，入足太阳寒水膀胱经、手太阳寒水小肠经；味苦无毒，得地南方之火味，入手少阳相火三焦经。气味俱降，阴也。太阳主表，经行身表，为外藩也。大风在皮肤中，如麻豆痒者，皮毛患大麻风也。其主之者，枳实入太阳，苦寒清湿热也。小肠为寒水之经，丙火之腑，寒热结者，寒热之邪结于小肠也。其主之者，苦以泄结也。小肠为受盛之腑，化物出焉。受物不化，则滞而成痢。枳实苦寒下泄，所以止痢。太阴脾主肌肉，乃湿土之脏也。土湿则脾困，而肌肉不生。枳实入小肠膀胱，苦寒清湿热，所以脾土燥而肌肉长也。三焦，人身一大腔子也。苦寒清三焦之相火，火息则阴足，而五脏皆安也。益气者，枳实泄滞气，而正气受益也。轻身者，去邪消积，则正气流通，而身轻也。

陈修园曰：按《本经》有枳实，无枳壳，唐《开宝》始分之，然枳壳即枳实之大者，宣性发而气散，不如枳实之完结。然既是一种，亦不必过分。

枳壳（附）

气味酸，苦，微寒，无毒。主治风痒麻痹，通利关节，劳气咳嗽，背膊闷倦，散留结胸膈痰滞，逐水消胀满，大肠风，安胃，止风痛。

张隐庵曰：上世《本草》止有枳实，至《开宝本草》始分枳之小者为枳实，大者为枳壳。愚谓小者其性藏密而气全，大者其性宣发而气散。或云：大者气足而力厚，小者气不足而力薄。不知气之足也，在于旺时，若过其时，则反薄矣。又，李东垣云：枳壳缓而枳实速。王好古云：枳壳主高，枳实主下，高者主气速。气血之说，何可分乎？

叶天士曰：枳壳，气微寒，秉天初冬寒水之气，入足太阳寒水膀胱经、手太阳寒水小肠经；味苦酸无毒，得南东木火之味，入足少阳相火胆经、手厥阴风木心包络经。气味俱降，阴也。太阳经行身表，附皮毛而为卫者也。太阳为寒水，风入寒水，则风湿相搏，风痹麻痹矣。其主之者，酸可治风，苦可燥湿者也。关节，筋束之。厥阴主筋，苦寒清湿热，故利关节也。劳则伤少阳之气，于是相火刑金，而咳嗽矣。枳壳味酸可以平少阳，苦可以泻相火，火息木平而咳止矣。背膊，太阳经行之地，火热郁于太阳，则背膊闷倦。苦寒下泄，可以泻火热矣。手厥阴经起于胸中，厥阴为相火，火炎胸中，则痰涎滞结。枳壳寒可清火，苦可泄胸膈之痰也。入小肠膀胱而性寒苦，故可以逐水，消胀满。风为阳邪，入大肠阳经，两阳相烁，则血热下行而为肠风。心包乃风木之经，代君行事而主血，枳壳清心包之火，可以平风木而治肠风。胃为燥金，味苦能燥，所以安胃。《经》云：味过于苦，胃气乃厚。盖以苦能泄也。风入太阳，气壅而痛。枳壳味苦能泄，所以止痛也。

山茱萸

气味酸，平，无毒。主治心下邪气寒热，温中，逐寒湿痹，去三虫。久服，轻身。

张隐庵曰：山茱萸，色紫赤而味酸平，秉厥阴、少阳木火之气化。手厥阴属心包，故主治心下之邪气热，心下乃厥阴心包之部也。手少阳属三焦，故温中。中，中焦也。中焦取汁，奉心化赤而为血，血生于心，藏于肝。足厥阴肝主之血，充肤热肉，故逐周身之寒湿痹。木火气盛，则三焦通畅，故去三虫。血充肌腠，故久服轻身。

[愚按] 仲祖八味丸用山茱萸，后人去桂、附，改为六味丸，以山茱萸为固精补肾之药，此外无他用，皆因安于苟简，不深探导故也。今详观《本经》山茱萸之功能主治如此，学者能于《本经》之内会悟而广其用，

庶无拘隘之弊。

叶天士曰：山茱萸，气平，秉天秋成之金气，入手太阴肺经；味酸无毒，得地东方之木气，入足厥阴肝经。气味俱降，阴也。心下，脾之分也。肝之邪，肝木之邪也。肝木血少气充，则克脾土，并于阳则热，并于阴则寒矣。山茱萸味酸入肝，益肝血而敛肝气，则下之寒热自除矣。山茱萸味酸收敛，敛火归于下焦，火在下谓之少火，少火生气，所以温中。山茱萸气平益肺，肺主皮毛而司水道，水道通调，则皮毛疏理，而寒湿之痹瘳矣。三虫者，湿热所化也。湿热从水道下行，则虫亦去也。久服，味过于酸，肝气以津。肝者，敢也，生气生血之脏也，所以轻身也。

陈修园曰：山萸，色紫赤而味酸平，秉厥阴、少阳木火之气，手厥阴心包、足厥阴肝皆属于风木也；手少阳三焦、足少阳胆，皆属于相火也。心下巨阙穴，乃手厥阴心包之募，又心下为脾之分。曰邪气者，脾之邪，实为肝木之邪也。足厥阴肝木血少气亢，则克脾土，并于阳则热，并于阴则寒也。又，寒热往来为少阳之病，山萸秉木火之气化，故咸主之。山萸味酸收敛，敛火归于下焦，火在下谓之少火，少火生气，所以温中。山萸味酸入肝，肝主藏血，血能充肤热肉，所以逐周身寒湿之痹。三虫者，厥阴风木之化也。仲景乌梅丸之酸，能治蛔厥，即从此物悟出。肝者，敢也，生气生血之脏也。孙真人生脉散中，有五味子之酸，能治倦怠而轻身，亦从此物悟出。

吴茱萸

气味辛，温，有小毒。主治温中下气，止痛，除湿血痹，逐风邪，开腠理，咳逆寒热。

张隐庵曰：山茱萸、吴茱萸，咸秉木火之气，秉火气故主温中，秉木气故主下气。中焦温而逆气下，则痛自止矣。湿血痹者，湿伤肌腠，致充肤热肉之血凝泣为痹，少阳炎热之气行于肌，脾肝主冲任之血，淡渗皮肤，则湿血痹可除矣。又曰逐风邪者，言湿痹可除，而风邪亦可逐也。气味辛温，故开腠理，腠理开则肺病之咳逆，皮肤之寒热皆治矣。

叶天士曰：吴茱萸，气温，秉天春和之木气，入足厥阴肝经；味辛，有小毒，得地西方燥烈之金味，入手太阴肺金。气味俱升，阳也。中者，脾也，太阴经也；肺主气，亦太阴也。气温则肺气下行，而太阴亦暖，所

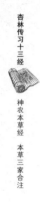

以温中下气也。寒邪客于胸腹，则真气不通而痛矣。辛温则流行和散，所以止痛也。辛温暖肺，肺气通行，则水道通调，故又除湿。血泣则成瘀，肝藏血，血温则活，故主血痹。辛温为阳，则能发散，故逐风邪。肺主皮毛而司腠理，辛温疏散，腠理自开。形寒饮冷则伤肺，肺伤则气不下降，而火反上炎，咳逆寒热之症生焉。吴茱萸辛温暖肺，肺气下降，而寒热咳逆之症自平也。

陈修园曰：吴茱萸，气温，秉春气而入肝；味辛，有小毒，得金味而入肺。气温能驱寒，而大辛之味又能裨肺，令之独行而无所旁掣，故中寒可温，气逆可下，胸腹诸痛可止，皆肺令下行，坐镇而无余事。仲景取治阳明食谷欲呕症，及干呕吐涎沫症，从《本经》而会悟于言外之旨也。肺喜温而恶寒，一得茱萸之大温大辛，则水道通调而湿去。肝藏血，血寒则泣而成痹，一得吴茱萸之大温大辛，则血活而痹除。风邪伤人，则腠理闭而为寒热咳逆诸症，吴茱萸大辛大温，开而逐之，则咳逆寒热诸症俱平矣。

然犹有疑者。仲景用药悉遵《本经》，而"少阴病吐利，手足逆冷，烦躁欲死者，吴茱萸汤主之"二十字与《本经》不符。而不知少阴之脏皆本阳明水谷以资生，而复交会于中土；若阴阳之气不归中土，则下燥而上烦，中土之内气绝，则四肢逆冷而过肘膝，法在不治。仲景取吴茱萸大辛大温之威烈，佐人参之冲和以安中气，姜枣之和胃以行四末，专求阳明，是得绝处逢生之妙。张隐庵、叶天士之解俱浅。

猪苓

气味甘，平，无毒。主治痎疟，解毒虫疰不祥，利水道。久服，轻身耐老。

张隐庵曰：枫树之瘿，遇雷雨则暗长，以泥涂之即天雨，是秉水精所主之木也。猪苓新出土时，其味带甘，苓主淡渗，故曰甘平。痎疟，阴疟也。主治痎疟者，秉水精之气，以奉春生，则阴疟之邪随生气而升散矣。解毒虫疰不祥者，苓秉枫树之精华，结于土中，得土气则解毒，秉精华则治虫疰不祥也。味甘平而淡渗，故利水道。久服则水精四布，故轻身耐老。

叶天士曰：猪苓，气平，秉天秋凉之金气，入手太阴肺经；味甘无毒，得地中正之土味，入足太阴脾经。气味降多于升，阴也。其主痎疟者，盖主太阴呕吐之湿痹也。猪苓入脾，脾以化气，则湿行而疟止也。虫疰不祥，皆湿热之毒，甘平渗利，所以土之。肺主气，气平益肺，肺气化及州都，则水道利，所以利水。久服则味甘益脾，脾统血，血旺故耐老；气平益肺，肺主气，气和故轻身也。

陈修园曰：猪苓，气平，秉金气而入肺；味甘无毒，得土味而入脾。肺主治节，脾主转输，所以能利水道。又考此物出土时带甘，久则淡然无味，无味则归于膀胱。膀胱为太阳，其说有二：一曰经络之太阳，一曰六气之太阳。

何谓经络之太阳？其腑在下而主水，得上焦肺气之化，中焦脾气之运，则下焦愈治，所谓"上焦如雾，中焦如沤，下焦如渎"，俾决渎之用，行于州都，则州都中自有云行雨施之景象，利水如神，有由来也。且不独利水道也。

六气之太阳，名曰巨阳，应天道，居高而卫外，乃心君之藩蓠也。凡风寒初感，无非先入太阳之界，治不得法，则留于膜原而为疟，久则为痎；即伤寒杂病，似疟非疟者，皆在此例。但得猪苓之通利水道，水行气化，水精四布，溱溱汗出，则营卫和而诸邪俱解。仲景五苓散、桂枝去桂加茯苓白术汤，非于此得其悟机乎？

若阳明之渴欲饮水，小便不利；少阴之咳呕而渴，心烦不眠，热疟多兼此症，总于利水道中，布达太阳之气，使天水循环，滋其枯燥，即仲景猪苓汤之义也。且太阳为天，光明清湛，清湛则诸毒可解，光明则蛊不祥自除。

又云久服轻身耐老者，溺得阳明之化而始长，溺出不能远射，阳气衰于下也。溺出及溺已时头摇者，头为诸阳之会，从下以验其上之衰也。此皆老态，得猪苓明太阳之气，而可耐之。然此特圣人开太阳之治法，非谓猪苓之平淡可耐也。

芜荑

气味辛，平，无毒。主治五内邪气，散皮肤骨节中浸淫，温行毒，去三虫，化食。

张隐庵曰：芜荑，山榆仁也。榆受东方甲乙之精，得先春发陈之气，秉木气也；其味辛，其臭腥，其色黄白，其本有刺，秉金气也。木能平土，故主治五内之邪气。五内者，中土也。金能制风，故散皮肤骨节中浸淫。温行毒，浸淫温行者，风动之邪也。风胜则生虫，去三虫，亦金能制木也。火衰则食不化，化食，乃木能生火也。

皂荚

气味辛，咸，温，有小毒。主治风痹死肌，邪气头风泪出，利九窍，杀精物。

张隐庵曰：皂荚，枝有刺而味辛，秉金气也；色紫赤而味咸，秉水气也。太阳之气，合金气而出于肤表，合水气而下挟膀胱，故味辛咸而气温热。辛咸温热，则有小毒矣。风邪薄于周身，则为风痹死肌之症；风邪上薄于头，则为头风泪出之症。皂荚秉金气而制风，故能治也。九窍为水注之气，皂荚利水气，故利九窍。太阳阳热之气，皆天与日，天日光明则杀精物。精物，犹百精老物也。

皂角刺（附）

一名天丁，气味辛，温，无毒。以醋熬嫩刺作煎，涂疮癣，有奇效。治痈肿，妒乳，风疠，恶疮，胎衣不下，杀虫，小儿重舌，小便淋闭，肠风痢血，大风疠疡，痈疽不溃，疮肿无头，去风化痰，败毒攻毒，定小儿惊风发搐，攻痘疮起发，化毒成浆。

皂荚子（附）

气味辛，温，无毒。炒，舂去赤皮，以水浸软，煮熟，糖渍，食之，疏通五脏风热壅。核中白肉，入治肺药。核中黄心，嚼食，治膈痰吞酸。仁，和血润肠，治风热大肠虚秘，瘰疬，肿毒，疮癣。治疔肿便痈，风虫牙痛，妇人难产，里急后重，肠风下血，腰脚风痛。治疝气，睾丸肿痛。

肥皂荚 （附）

气味辛，温，微毒，主治去风湿，下痢便血，疮癣肿毒。

张隐庵曰：近时疡医用肥皂肉捣，窨无名肿毒；用核仁治鼠瘘疝痔；方士游医，用为吐药，治癥瘕痞积。内科用者，盖鲜焉。

秦皮

气味苦，微寒，无毒。主治风寒湿痹，洗洗寒气，除热，目中青翳白膜。久服，头不白，轻身。

张隐庵曰：秦木生于水旁，其皮气味苦寒，其色青碧，受水泽之精，具青碧之色，乃秉水木相生之气化。秉木气而春生，则风寒湿邪之痹症，及肤皮洗洗然之寒气，皆可治也。秉水气而生寒，故主除热。目者，肝之窍，木气盛则肝气益，故治目中青翳白膜。发者，血之余，水精足则血充，故久服，头不白而轻身。

堇竹叶

气味苦，寒，无毒。主治咳逆上气，溢筋急，消恶疡，杀小虫。

张隐庵曰：堇竹叶，凌冬不落，四季常青。凌冬不落者，秉太阳标阳之气也，太阳标阳本寒，故气味苦寒；四季常青者，秉厥阴风木之气也。木主春生，上行外达，故主治咳逆上气。溢筋急者，肝主筋，竹叶秉风木之精，能滋肝脏之虚急也。消恶疡者，恶疡主热，竹叶秉水寒之气，能清心脏之火热也。虫为阴类，竹叶得太阳之标阳，而小虫自杀矣。

竹沥 （附）

气味甘，大寒，无毒。主治暴中风，风痹，胸中大热，止烦闷，消渴，劳复。

张隐庵曰：朱震亨云：竹沥治痰，非助以姜汁不能行。

叶天士曰：竹沥，气大寒，秉天冬寒之水气，入足少阴肾经；味甘无

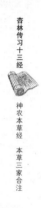

毒，得地中正之土味，入足太阴脾经。气味降多于升，阴也。暴病皆属于火，火炽风生，以致僵仆，或偏痹不仁。竹沥甘寒，可以清热缓急，所以主之。胸中者，太阴脾经经行之地，脾阴虚则胸中大热矣。甘寒清热，所以主之。肾者，水也；心者，火也。水不制火，则心中烦闷而消渴矣。其主之者，甘寒可以壮水而清火也。劳复者，伤寒热病愈后，劳碌而复热也。其主之者，亦以甘寒能补能清耳。

竹茹

气味甘，微寒，无毒。主治呕哕，温气寒热，吐血崩中。

张隐庵曰：呕哕，吐逆也。温气，热气也。竹茹，竹之脉络也。人身脉络不和，则吐逆而为热矣。脉络不和，则或寒或热矣。充肤热肉，淡渗皮毛之血，不循行于脉络，则上吐血，而下崩中矣。凡此诸病，竹茹皆能治之，乃以竹之脉络，而通入之脉络也。

叶天士曰：竹茹，气微寒，入足太阳寒水膀胱经；味甘无毒，得地中正之土味，入足太阴脾经。气味降多于升，阴也。太阳者，寒水经也。冬日燥热，则太阳阴精不藏，感天燥热之气，至春木令则为病温，火性炎上，故多呕哕；病在太阳，故发寒热。竹茹气寒，可以祛温火；味甘，可以缓火炎，所以主之也。脾统血，血热妄行，非吐即崩，其主之者，甘寒可以清热也。

石膏

气味辛，微寒，无毒。主治中风寒热，心下逆气惊喘，口干舌焦，不能息，腹中坚痛，除邪鬼，产乳，金疮。

张隐庵曰：石膏，质坚色白，气辛味淡，纹理如肌腠，坚白若精金，秉阳明金土之精，而为阳明胃火之凉剂、宣剂也。中风寒热者，风乃阳邪，感阳邪而为寒为热也。金能制风，故主治中风之寒热。心下逆气惊喘者，阳明胃络上通于心，逆则不能上通，致有惊喘之象矣。口干舌焦，不能息，腹中坚痛者，阳明之上，燥气治之，口干舌焦，燥之极也；不能息，燥极，而阳明之气不和于上也；腹中坚痛，燥极而阳明之气不和于下也。石膏质重性寒，清肃阳明之热气，故皆治之。秉辛气则有肃杀之能，除邪鬼。生产乳汁，乃阳明胃腑所生；刀伤金疮，乃阳明肌肉所主。石膏清阳明而和中，故皆可治之。

《灵枢经》云：两阳合明，是为阳明。又云：内火并合，故谓阳明。是阳明上有燥热之主气，复有前后之火热，故《伤寒》有白虎汤，用石膏、知母、甘草、粳米，主资胃腑之津，以清阳明之热。又，阳明主合，而居中土，故《伤寒》有越婢汤，石膏配麻黄，发越在内之邪，从中土以出肌表。盖石膏质重则能入里，味辛则能发散，性寒则清热，其为阳明之宣剂、凉剂者如此。

叶天士曰：石膏，气微寒，秉天初冬寒水之气，入足太阳寒水膀胱经；味辛无毒，得地西方燥金之味，入手太阴肺经、足阳明燥金胃经、手阳明燥金大肠经。气味降多于升，阴也。中风者，伤寒五种之一也。风为阳邪，中风病寒热，而心下逆气惊喘，则已传阳明矣。阳明胃在心之下，胃气本下行，风挟之乘肺则喘，闻木声则惊，阳明燥津液，致口干舌焦，不能呼吸。故用石膏辛寒之味，以泻阳明实火也。腹中，大肠经行之地，大肠为燥金，燥则坚痛矣。其主之者，辛寒可以清大肠之燥火也。阳明邪实，则妄言妄见，如有神灵，若邪鬼附之。石膏辛寒清胃，胃火退而邪妄除，故云除邪鬼也。产乳者，产后乳不通也。阳明之脉，从缺盆下乳，辛寒能润，阳明润则乳通也。金疮，热则皮腐，石膏气寒，故外糁合金疮也。

陈修园曰：石膏，气微寒，秉太阳寒水之气；味辛无毒，得阳明燥金之味。风为阳邪，在太阳，则恶寒发热，然必审其无汗而喘者，可与麻、桂并用；在阳明，发热而微恶寒，然必审其口干舌焦，大渴而自汗者，可与知母同用。曰"心下气逆"，即《伤寒论》"气逆欲呕"之互词。曰"不能息"，即《伤寒论》"虚羸少气"之互词。然必审其为解后里气虚而内热者，可与人参、半夏、竹叶、麦冬、甘草、粳米同用。腹中坚痛，阳明燥甚而生，将至于胃实不大便之症。邪鬼者，阳明邪实，妄言妄见，或无故而心惊，若邪鬼附之。石膏清阳明之热，可以统治之。阳明之脉从缺盆下乳，石膏能润阳明之燥，故能通乳。阳明主肌肉，石膏外糁，又能愈金疮之溃烂也。但石膏见火则成石灰，今人畏其寒而煅用，则大失其本来之性矣。

慈石

气味辛，寒，无毒。主治周痹，风湿肢节中痛，不可持物，洗洗酸消，除大热烦满及耳聋。

张隐庵曰：慈石，色黑，味辛，性寒，盖秉金水之精气所在。周痹者，在于血脉之中，真气不能周也。慈石能启金水之精，通调血脉，故能治之。风湿肢节中痛，不可持物，洗洗酸消者，风湿之邪伤于肢节而痛，致手不能持物，足洗洗酸消不能行。酸消，犹酸削也。慈石秉阳明太阳金水之气，散其风湿，故能治之。除大热烦满及耳聋者，乃水济其火，阴交于阳，亦慈石引针，下升上之义。

叶天士曰：慈石，气寒，秉天冬寒之水气，入足少阴肾经；味辛无毒，得地西方之金味，入手太阴肺经。气味降多于升，阴也。其主周痹风湿，肢节中痛，不可持物，洗洗酸消者，盖湿流关节，痛不可持物，湿胜金消也。湿而兼风，风属木，木曰曲直作酸，洗洗酸痛，所以为风湿周痹也。慈石味辛入肺，金能平木，可以治风；肺司水道，可以行湿也。肾，水脏也。水不制火，浊气上逆，则大热烦满。慈石入肾，气寒壮水，质重降浊，所以主之。肾开窍于耳，肾火上升则聋，慈石气寒，可以镇火，所以主耳聋也。

石硫黄

气味酸，温，有毒，主治妇人阴蚀，疽痔恶血，坚筋骨，除头秃，能化金银铜铁奇物。

张隐庵曰：硫黄，色黄，其形如石。黄者，土之色；石者，土之骨。遇火即焰，其性温热，是秉火土相生之气化。火生于木，故气味酸温。秉火气而温经脉，故主治妇人阴蚀，及疽痔恶血。秉土石之精，故坚筋骨。阳气长则毛发生，故主头秃。遇火而焰，故能化金银铜铁之奇物。

阳起石

气味咸，微温，无毒。主治崩中漏下，破子脏中血，瘕瘕结气，寒热腹痛，无子，阳痿不起，补不足。

张隐庵曰：阳起石者，此山之石，乃阳气之所起也，故大雪遍境，而山无积白。有形之石，阳气所钟，故置之雪中，倏然灭迹；扬之日下，自能飞举。主治崩中漏下者，崩漏为阴，今随阳气而上升也。破子脏中血及癥瘕结气者，阳长阴消，阳气透发，则癥结破散也。妇人月事不以时下，则寒热腹痛而无子。阳起石贞下启元，阴中有阳，阴阳和而寒热除，月事调而生息繁衍。男子精虚则阴痿不起，阳起石助阴中之阳，故治阴痿不起，而补肾精之不足。

雄黄

气味苦，平，寒，有毒。主治寒热鼠瘘，恶疮疽痔，死肌，杀精物恶鬼邪气，百虫毒，胜五兵。炼食之，轻身神仙。

张隐庵曰：雄黄，色黄质坚，形如丹砂，光明烨烨，乃土精之气化，而散解阴毒之药也。水毒上行，则身寒热而颈鼠瘘，雄黄秉土气而胜水毒，故能治之。肝血壅滞，则生恶疮，而为疽痔，雄黄秉金气而平肝，故能治之。死肌，肤不仁；精物恶鬼，乃阴类之邪。雄黄秉火气而光明，故治死肌，杀精物恶鬼邪气。百虫之毒，逢土则解，雄黄色黄，故杀百虫毒。胜五兵者，一如硫黄能化金银铜铁锡也。五兵，五金也。胜五兵，火气盛也。炼而食之，则转刚为柔，金光内藏，故轻身神仙。

雌黄

气味辛，平，有毒，主治恶疮，头秃，痂疥，杀毒，虫虱身痒，邪气诸毒。炼之久服，轻身增年不老。

张隐庵曰：李时珍云：雌黄、雄黄同产，但以山阴、山阳受气不同分别，服食家重雄黄，取其得纯阳之精也；雌黄则兼有阴气，故不重。若治病，则二黄之功亦相仿佛，大要皆取其温中搜肝，杀虫解毒，祛邪焉耳。

［愚按］雄黄、雌黄气味宜同，今雄黄曰苦平，雌黄曰辛平，须知雄黄苦平而兼辛，雌黄辛平而兼苦，气味之同，难以悉举，故彼此稍异，以俟人之推测耳。

水银

气味辛，寒，有毒，主治疥瘘痂疡白秃，杀皮肤中虱，堕胎，除热，伏金银铜铁锡毒。熔化还复丹。久服，成神仙不老。

张隐庵曰：水银，气味辛寒，秉金水之真精，为修炼之丹汞，烧朱则鲜红不渝，烧粉则莹白可爱，犹人身中焦之汁，化血则赤，化乳则白，此天地所生之精汁也。主治疥瘘痂疡白秃者，秉水精之气，能清热而养血也。杀皮肤中虱，堕胎者，秉金精之气，能肃杀而攻伐也。性寒，故能除热。汞乃五金之精，故能杀金银铜铁锡毒。水银出于丹砂之中，而为阳中之阴，若熔化则还复丹成，而为阴中之阳。一名灵液，又名姹女，乃天地所生之精汁，故久服，神仙能成，得不死。

铁落

气味辛，平，无毒。主治风热恶疮疡疽疮，痂疥，气在皮肤中。

张隐庵曰：铁名黑金，生于西北，五金中之属水者也。秉金气，故治风；秉水气，故治热。恶疮疡疽疮，热也；疥痂，气在皮肤中，风也。以火煅转乌之金，而清热毒之疮，故治恶疮疡疽疮。以皮肤所落之金，而杀皮肤之虫，故治痂，气在皮肤中。

《素问·病能论》有生铁落饮，言其下气疾也。今人以铁锈磨涂疗肿，汤火伤，蜈蚣咬，喜儿疮，口舌脚肿，正"治风热恶疮"之义。

叶天士曰：铁落，又名铁衣，气平，秉天秋降之金气，入手太阴肺经；味辛，甘，无毒，得地金土之味，入足阳明燥金胃土。气味降多于升，性重色黑，阴也。肝为风木，风热疮疽痂疥，肝火也。气平可以平肝，味甘可以缓热，所以主之也。皮肤者，肺之合也。气在皮中，气不敛也。其主之者，气平可以敛气也。《素问》用铁落治狂，狂者肝木之症，故取金气以制之也。

犀角

气味苦，酸，咸，寒，无毒。主治百毒蛊疰，邪鬼瘴气，杀钩吻、鸩羽、蛇毒,除邪,不迷惑魇寐。久服,轻身。

张隐庵曰:犀色黑而形似猪,水之畜也;依木而栖,足三趾,一孔三毛,秉木气也;生于南粤,秉火气也。犀秉水木火相生之气化,故其角苦,酸,咸,寒。犀为灵异之兽,角具阳刚之体,故主治百毒蛊疰,邪鬼瘴气。如温峤燃犀,照见水中怪异之物是也。犀食荆棘,不避毒草,故杀钩吻之草毒。钩吻,草毒也,食之令人断肠。又曰鸩羽蛇毒,言不但杀钩吻之草毒,而鸩鸟毒蛇亦能杀也。犀秉水火之精,故除邪,不迷惑魇寐。久服,水火相济,故轻身。

叶天士曰:犀角,气寒,秉天冬寒之水气,入足少阴肾经;味苦酸咸,无毒,得地东南北木火水之味,入手少阴心经、手厥阴风木心包络经、足太阳寒水膀胱经。气味俱降,阴也。百毒之性皆热,蛊疰亦感湿热而成,其主之者,苦寒可以清热散毒也。气寒壮肾水,味苦清心火,火降水升,心肾相交,一身之天地位矣,所以能辟除邪杀鬼,不迷惑魇寐也。气寒味苦,行天地肃杀之令,所以辟瘴,解钩吻、鸩羽、蛇毒也。久服轻身者,心肾交则阴阳和,心神清则百脉理,所以轻身也。

陈修园曰:犀角,气寒,秉水之气也;味苦酸咸,无毒,得木火水之味也。主百毒蛊疰,邪鬼瘴气者,以犀为灵异之兽,借其灵气以辟邪也。解钩吻蛇毒者,以牛属土,而犀居水,得水土之精,毒物投水土中而俱化也。不迷惑魇寐,轻身者,言水火既济之效也。今人取治血症,与经旨不合。

羚羊角

气味咸,寒,无毒。主明目,益气,起阴,主恶血注下,辟蛊毒恶鬼不祥,常不魇寐。

张隐庵曰:羚羊角,气味咸寒,秉水气也;角心木胎,秉木气也。秉水气而滋养肝木,故主明目。先天之气,发源于水中,从阴出阳。羚羊角秉水精之气,故能益肾气而起阴。肝气不能上升,则恶血下注。羚羊角秉木气而助肝,故去恶血下注。羚羊乃神灵解结之兽,角有二十节,以应天之二十四气,故辟蛊毒恶鬼不祥,而常不魇寐也。

叶天士曰:羚羊角,气寒,秉天冬寒之水气,入少阴肾经;味咸无毒,得地北方之水味,入足太阳寒水膀胱经。气味俱降,阴也。膀胱经起于目内眦，气寒可以清火，火清则水足，而目明矣。益气者，咸寒益肾气之不足也。起阴者，咸寒益肾，肾足则宗筋强也。味咸则破血，气寒则清热，故主恶血注下也。蛊毒，湿热之毒也。咸寒可以清湿热，所以主之。羚羊性灵通神，故辟恶鬼不祥。咸寒益肾，肾水足则精明，所以常不魇寐也。

陈修园曰：羚羊角，气寒，味咸，无毒，入肾与膀胱二经。主明目者，咸寒以补水，水足则目明也。益气者，水能化气也。起阴者，阴器为宗筋而属肝，肝属木，木得烈日而萎，得雨露而挺也。味咸则破血，故主去恶血。气寒则清热，故止注下也。蛊毒，为血热之毒也，咸寒可以除之。辟恶不祥，常不魇寐者，夸其灵异通神之妙也。

羖羊角

气味咸，温，无毒。主治青盲明目，止惊悸寒泄。久服，安心益气轻身，杀疥虫。入山烧之，辟恶鬼虎豹。

张隐庵曰：羚羊角气味咸寒，羖羊角气味咸温，是羚羊秉水气，而羖羊秉火气也。故《内经》谓羊为火畜。主治青盲明目者，阳光盛而目明也。惊悸寒泄者，火之精为神，神宁则惊悸止，火胜则寒泄除也。心为火脏，故久服安心益气者，益阳气也。阳气盛则轻身，而阴类之疥虫可杀也。夫羖羊属火，其角至明，入山则阴寒气多，故烧之而恶鬼虎狼可辟，亦敌不避强之义。

猬皮

气味苦，平，无毒。主治五痔，阴蚀，下血赤白五色，血汁不止，阴肿痛引腰背。

张隐庵曰：猬形同鼠，毛刺若针，乃秉金水所生之兽，故能益肠解毒，清热平肝。主治五痔，益肠也。治阴蚀，解毒也。治下血赤白五色，血汁不止，清热也。治阴肿痛引腰背，平肝也。

鳖甲

气味咸，平，无毒。主治心腹癥瘕坚积寒热，去痞积，息肉阴蚀痔核恶肉。

张隐庵曰：鳖生池泽，随日影而转，在水中必有津沫上浮，盖秉少阴水气，而上通于君火之日；又，甲介属金，性主攻利，气味咸平，秉水气也。主治心腹癥瘕坚积寒热者，言心腹之内，血气不和，则为癥为瘕，内坚积而身寒热。鳖秉水阴之气，上通君火之神，神气内藏，故治在内之癥瘕坚积。又曰去痞疾者，言癥瘕坚积身发寒热，若痞疾则身无寒热，而鳖甲亦能去也。夫心腹痞疾，病藏于内；若息肉阴蚀痔核恶肉，则病见于外。鳖甲属金，金主攻利，故在外之恶肉、阴痔亦能去也。

叶天士曰：鳖甲，气平，秉天秋收之金气，入手太阴肺经；味咸无毒，得地北方之水味，入足少阴肾经。气味俱降，阴也。心腹者，厥阴肝经经行之地。积而有形可征谓之癥，假物而成者谓之瘕，坚硬之积，致发寒热，厥阴肝气凝聚，十分亢矣。鳖甲气平入肺，肺平可以制肝，味咸可以软坚，所以主之也。痞者，肝气滞也，咸平能制肝而软坚，故亦主之。息肉阴蚀痔核恶肉，一生于鼻，鼻者肺之窍也；一生二便，二便肾之窍也。入肺肾而软坚，所以消一切恶肉也。

陈修园曰：鳖甲，气平，秉金气而入肺；味咸无毒，得水味而入肾。心腹者，合心下大腹、小腹以及胁肋而言也。癥瘕坚硬之积，致发寒热，为厥阴之肝气凝聚。鳖甲气平可以制肝，味咸可以软坚，所以主之也。痞者，肝气滞也。咸平能制肝而软坚，故亦主息肉、阴蚀、痔核、恶肉也。

蟹

气味咸，寒，有小毒。主治胸中邪气热结痛，㖞僻面肿，能败漆，烧之致鼠。

张隐庵曰：今人以蟹为肴馔，未尝以之治病，惟面有漆疮，多用蟹黄敷之。

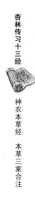
蟹壳（附）

烧存性，蜜调，涂冻疮及蜂虿伤。久服，治妇人儿枕痛，及血崩腹痛，消积。

张隐庵曰：今外科多用蟹壳，捣细，筛末，为铁箍败毒散。大抵蟹壳为攻毒散风，消积行瘀之用，学者以意会之可也。

蚱蝉

气味咸，甘，寒，无毒。主治小儿惊痫夜啼，癫病寒热。

张隐庵曰：蝉感秋气而生，应月周而去，秉金水之气化也。金能制风，水能清热，故主治小儿惊痫。昼鸣夜息，故止小儿夜啼。水火不交，则癫病寒热。蝉秉金水之精，能启下焦之水气，上合心包，故治癫病寒热。

陈修园曰：蚱蝉气寒，秉水气，味咸得水味，而要其感凉风清露之气以生，得金气最全。其主小儿惊痫者，金能平木也。蚱蝉日出有声，日入无声，故止夜啼也。癫病寒热者，肝胆之风火也。蚱蝉具金水之气，金能制风，水能制火，所以主之。

蝉蜕（附）

气味咸，甘，寒，无毒。主治小儿惊痫夜啼，去三虫，妇人生子不下。烧灰，水服，治久痢。

张隐庵曰：古人用身，后人用蜕。蜕者，退脱之义。故眼膜翳障，痘痦不起，皮肤瘾疹，一切风热之症，取而用之。学者知蝉性之本原，则知蝉蜕之治疗矣。

白僵蚕

气味咸，辛，平，无毒。主治小儿惊痫夜啼，去三虫，灭黑䵟，令人面色好，男子阴痒病。

张隐庵曰：僵蚕，色白体坚，气味咸辛，秉金水之精也。东方肝木，其病发惊骇，金能平木，故主治小儿惊痫。金属乾而主天，天运循环，则昼开夜合，故止小儿夜啼。金主肃杀，故去三虫。水气上滋，则面色润泽，故主灭黑䵟，而令人面色好。金能制风，咸能杀痒，故治男子阴痒之病，阴，前阴也。

又云：蝉蜕、僵蚕皆秉金水之精，故《本经》主治大体相同。但蝉饮而不食，溺而不粪，蚕食而不溺，何以相同？《经》云：饮食入胃，上归于肺，谷入于胃，传之于肺。是饮食虽殊，皆由肺气之通调，则溺粪虽异，皆秉肺气以传化矣。

又，凡色白而秉金气之品，皆不宜火炒。僵蚕具坚金之体，故能祛风攻毒，若以火炒，则全体消败，何能奏功？后人不体物理，不察物性，而妄加炮制者，不独一僵蚕已也。如桑皮炒黄，麻黄炒黑，杏仁、蒺藜皆用火炒，诸如此类，不能尽述。皆由不知药性之原，扭于习俗之所致也。

陈修园曰：僵蚕，气平为秋气，味辛为金味，味咸为水味，秉金水之精也。治惊痫者，金平木也。能治夜啼者，金属乾而主天，天运旋转，昼开夜合也。杀三虫者，虫为风木所化，金主肃杀也。灭黑䵟，令人面色好者，俾水气上滋也。治男子阴痒者，金能制风，咸能除痒也。

徐灵胎曰：僵蚕感风气而僵，凡风气之疾，皆能治之，盖借其气以相感也。或问：因风以僵，何以反能治风？曰：邪之中人也，有气而无形，穿经透络，愈久愈深，以气类相反之药投之，则拒而不入；必与之同类者，和入诸药，使为向导，则药力至于病所，而邪与药相从，药性渐发，或从毛孔出，或从二便出，不能复留矣。此即从治之法也。风寒暑湿，莫不皆然。此神而明之之道，不专恃正治奏功也。

原蚕沙（附）

气味甘，辛，温，无毒。主治肠鸣，热中消渴，风痹瘾疹。

樗鸡

气味苦，平，有小毒。主治心腹邪气，阴痿，益精强志，生子色好，补中轻身。

本草三家合注

155

张隐庵曰：樗鸡，生于木上，味苦色赤，秉木火之气化。主治心腹邪气者，秉火气以治心，秉木气以治腹也。治阴痿者，火气盛也。益精强志，水火相济也。生子色好者，木生火也。补中轻身者，火生土也。

䗪虫

气味咸，寒，有毒，主治心腹寒热洗洗，血积癥瘕，破坚，下血闭，生子大良。

张隐庵曰：《金匮》方中，治久病结积，有大黄䗪虫丸；又治疟痞，有鳖甲煎丸，及妇人下瘀血汤方，并用之。今外科、接骨科亦用之。乃攻坚破积，行血散疟之剂，学者以意会之可也。

虻虫

气味苦，微寒，有毒。主逐瘀血，破血积坚痞，癥瘕寒热，通利血脉及九窍。

张隐庵曰：虻乃吮血之虫，性又飞动，故主逐瘀血积血，通利血脉九窍。

《伤寒论》：太阳病，表不解，随经瘀热在里，抵当汤主之。内用虻虫、水蛭、大黄、桃仁。近时儿医治痘不起发，每加牛虻。此外，未之用也。

蛞蝓

气味咸，寒，无毒。主治贼风喎僻，跌筋及脱肛，惊痫挛缩。

张隐庵曰：蜒蚰感雨湿之气而生，故气味咸寒，主定惊，清热解毒，舒筋。

寇宗奭曰：蛞蝓能解蜈蚣毒。近时治咽喉肿痛，风热喉痹，用簪脚捡之，内入喉中，令吞下，即愈。

蜗牛

气味咸，寒，有小毒。主治贼风㖞僻，腕跌，大肠脱肛，筋急及惊痫。

张隐庵曰：蜗牛，一名蜗蠃，感雨湿化生，而成介虫之类。气味咸寒，能消热解毒。甲虫属金，能去风定惊。大肠属阳明，寒则收缩，热则纵弛，故主治如此。

露蜂房

气味甘，平，有毒，主治惊痫瘛疭，寒热邪气，颠疾鬼精蛊毒，肠痔。火熬之良。

张隐庵曰：蜂房，水土结成，又得雾露清之气，故主祛风解毒，镇惊清热。

仲景鳖甲煎丸用之，近医用之治齿痛龈蚀。攻毒解毒，清热祛风，解者以意会之可也。

乌贼鱼骨

气味咸，微温，无毒。主治女子赤白漏下经汁，血闭，阴蚀肿痛，寒热癥瘕，无子。

张隐庵曰：乌贼鱼骨，秉金水之精，金能平木，故治血闭肿痛，寒热癥瘕；水能益髓，故治赤白漏下，女子无子。

《素问》治年少时有所失脱血，或醉入房，中气竭，肝伤，故月事衰少不来，病曰血枯。治以四乌贼骨一蘆茹，为末，丸以雀卵，大如小豆，每服五丸，饮以鲍鱼汁。

叶天士曰：乌贼鱼骨，气微温，秉天春和之木气，入足厥阴肝经；味咸无毒，得地北方之水味，入足少阴肾经。气味升多于降，阳也。女子以血为主，肝为藏血之脏。肝血不藏，则赤白漏下，其主之者，气温以达之也。肝藏血，血枯则血闭，其主之者，味咸以通之。肾为藏精之脏，主阴户隐曲之地；肝为厥阴，其经络阴器，其筋结阴器。二经湿浊下注，则阴

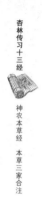

蚀肿痛，其主之者，气温可以燥湿，味咸可以消肿也。寒热癥瘕者，癥瘕而发寒热也。乌贼骨咸可通，温可散寒热也。男子肾虚则精竭无子，女子肝伤则血枯无子，咸温入肝肾，通血益精，令人有子也。

文蛤

气味咸，平，无毒。治恶疮，蚀五痔。

张隐庵曰：蛤乃水中介虫，秉寒水之精，故主治恶疮蚀；感燥金之气，主资阳明大肠，故治五痔。五痔，解见黄芪条下。

《伤寒·太阳篇》曰：病在阳，应行汗解之，反以水濈之，若灌之，其热被却不得去，弥更益烦，肉上粟起，意欲饮水，反不渴者，服文蛤五两为末，每服方寸匕，沸汤下，甚效。文蛤外刚内柔，象合离明，能燥水湿，而散热邪也。

发髲

气味苦，温，无毒。主治五癃，关格不通，利小便水道，疗小儿惊，大人痓，仍自还神化。

张隐庵曰：发者血之余，血者水之类，水精奉心，则化血也。又，《经》云：肾之合，骨也；其荣，发也。是发乃少阴心肾之所主，故气味苦温。苦者，火之味；温者，火之气也。水火相济，则阴阳和合，故主治五癃及关格不通。又曰利小便水道者，言秉肾气，益膀胱，则利小便；秉心气，而益三焦，则利水道也。心虚则惊，肾虚则痓，发乃少阴心肾之所主，故疗小儿惊，大人痓。小儿天癸未至，故病惊；大人天癸已至，故病痓也。

发髲炼服，能益水精而滋血脉，故曰"仍自还神化"，谓仍能助水精，而颠倒心脏之神，以化其血也。凡吐血、衄血之症，皆宜用血余也。

本经下品

附子

气味辛，温，有大毒。主治风寒咳逆邪气，寒湿踒躄拘挛，膝痛不能行步，破癥坚积聚，血瘕，金疮。

张隐庵曰：附子，秉雄壮之质，具温热之性，故有大毒。《本经》下品之药，大约有毒者居多，《素问》所谓"毒药攻邪"也。夫攻其邪，而正气复，是攻之即所以补之。附子味辛性温，生于彰明赤水，是秉大热之气，而益太阳之标阳，助少阴之火热者也。太阳阳热之气，不循行于通体之皮毛，则有风寒咳逆之邪气，附子益太阳之标阳，故能治也。少阴火热之气，不能行于肌腠之骨节，则有寒湿踒躄拘挛，膝痛不能行步之症。附子助少阳之火热，故能治也。癥坚积聚，阳气虚而寒气内凝；血瘕，乃阴血聚而为瘕；金疮，乃刀斧伤而溃烂。附子具温热之气，以散阴寒；秉阳火之气，以长肌肉，故皆治之。

《经》云：草生五色，五色之变，不可胜视；草本五味，五味之美，不可胜极。天食人以五气，地食人以五味。故在天时，宜司岁备物；在地利，有五方五土之宜。附子以产彰明、赤水者为胜，盖得地土之专精。夫太阳之阳，天一之水也，生于膀胱水腑，而彰明于上。少阳之阳，地二之火也，生于下焦之火，而赤日行天。据所出之地，曰彰明，曰赤水，盖有巧符者矣。学者欲知物性之精微，而五方生产之宜，与先圣命名之意，亦当体认毋忽也。

今陕西亦时植附子，谓之西附，性辛温而力稍薄，不如生于川中者土厚而力雄也。又，今药市中零卖制熟附子，皆西附之类。盖川附价高，市利者皆整卖，不切片卖，用者须知之。

凡人火气内衰，阳气外驰，急用炮熟附子，助火之原，使神机上行而不下殒，环行而不外脱，治之于微，奏功颇易。奈世医不明医理，不识病机，必至脉脱厥，心神去，魂魄离，方谓"宜用附子"。夫附子，治病者

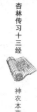
也，又何能治命？甚至终身行医，而终身视附子为蛇蝎，每告人曰"附子不可服，服之必发狂，而九窍流血；服之必发火，而痛毒累身；服之必内烂五脏，今年服之，明年毒发"。嗟嗟，以若医而遇附子之症，何以治之？肯后利轻名，而自谢不及乎？肯自居庸浅，而介贤以补救乎？必至今日药之，明日药之，神气已变，然后覆之，斯时虽有神丹，莫之能救。贤者于此，或且热衷，不忍立视其死，间投附子以救之。投之而效，功也；投之不效，亦非后人之过。前医惟恐后医奏功，只幸其死，死后推过，谓其死由饮附子而死。噫，若医而有良心者乎？医不通经旨，牛马而襟裾，医云乎哉？

如用附子，本身有一两余者，方为有力，侧子分两须除去。土人欲增分量，用大杯将侧子敲平于上，故附子重一两五六钱者方好。土人又恐南方得种，生时以戎盐腌之，然后入杯敲平。是附子本无咸味，而以盐腌之，故咸也。

制附子之法，以刀削去皮、脐，剖作四块，切片，用滚水连泡二次，去盐味、毒味，晒半燥，于铜器内炒熟用之。盖上古司岁备物，火气司岁，则备温热之药。《经》曰：司岁备物，专精者也；非司岁备物，气散者也。后世不能如上古之预备，故有附子火炮之说。近医以童便煮之，乃因讹传讹，习焉不知其非耳。

陈修园曰：《素问》谓以毒药攻邪，是回生妙手；后人立补养等法，是摩棱巧术。究竟攻其邪而正气复，是攻之所以补之也。附子味辛气温，火性迅发，无所不到，故为回阳救逆第一品药。《本经》云风寒咳逆邪气，是寒邪之逆于上焦也。寒湿痿躄拘挛，膝痛不能行步，是邪气著于下焦筋骨也。癥坚积聚血瘕，是寒气凝结，血滞于中也。

考《大观本草》，"咳逆邪气"句下，有"温中金疮"四字，以中寒得暖而温，血肉得暖而合也。大意上而心肺，下而肝肾，中而脾胃，以及血肉、筋骨、营卫，因寒湿而病者，无有不宜。即阳气不足，寒自内生，大汗大泻大喘，中风卒倒等症，亦必仗此大气大力之品，方可挽回。此《本经》言外意也。

又曰：附子主寒湿，诸家俱能解到，而仲景用之，则化而不可知之谓神。且夫人之所以生者，阳也，亡阳则死。"亡"字分二义：一、无方切，音"忘"，逃也，即《春秋传》"出亡"之义也；一、微夫切，音"无"，无也，《论语》"亡而为有"，《孟子》"问有，余曰：亡矣"之义也。误药，大汗不止，为亡阳，如唐之幸蜀，仲景用四逆汤、真武汤等法以迎之；吐利，厥冷，为亡阳，如周之守府，仲景用通脉四逆汤、姜附汤以救之。且太阳之标阳外呈而发热，附子能使之交于少阴而热已；少阴之神机病，附子能使自下而上而脉生，周行通达而厥愈。合苦甘之芍、草而补虚，合苦淡之苓、芍而温固，玄妙不能尽述。按：其立法与《本经》之说不同，岂仲景之创建欤？

然《本经》谓"气味辛温，有大毒"七字，仲景即于此悟出附子之大功用。温得东方风木之气，而温之至则为热，《内经》所谓"少阴之上，君火主之"是也。辛为西方燥金之味，而辛之至则反润，《内经》所谓"辛以润之"是也。物性之偏处则毒，偏而于无可加处则大毒。因"大毒"二字，知附子之温为至极，辛为至极也。仲景用附子之温，有二法：杂于苓、芍、甘草中，杂于地黄、泽泻中，如冬日可爱，补虚法也；佐以姜、桂之热，佐以麻、辛之雄，如夏日可畏，救阳法也。用附子之辛，亦有三法：桂枝附子汤、桂枝附子去桂加白术汤、甘草附子汤，辛燥以祛除风湿也；附子汤、芍药甘草附子汤，辛润以温补水脏也；若白通汤、通脉四逆汤，加人尿、猪胆汁，则取西方秋收之气，保复元阳，则有大封大固之妙矣。

天雄

气味辛，温，有大毒。主治大风寒湿痹，历节痛，拘挛缓急，破积聚邪气，金疮，强筋骨，轻身健行。

张隐庵曰：天雄、附子，《本经》主治稍异，而旨则同，故不加释。

乌头（附）

气味辛，温，有毒。主治诸风，风痹，血痹，半身不遂，除寒冷，温养脏腑，去心下坚痞，感寒酸痛。

乌喙（附）

气味辛，温，有大毒。主治中风恶风，洗洗出汗，除寒湿痹，咳逆上气，破积聚寒热。其汁煎之，名射罔，杀禽兽。

张隐庵曰：乌喙，虽亦名乌头，实乃土附子也。性劣有毒，但能搜风胜湿，开顽痰，破坚积，治顽疮，以毒攻毒。不能如附子益太阳之标阳，助少阴之火热，而使神机之环转。用者辨之。

大黄

气味苦，寒，无毒。主下瘀血血闭寒热，破癥瘕积聚，留饮宿食，荡涤肠胃，推陈致新，通利水谷，调中化食，安和五脏。

张隐庵曰：大黄，味苦色黄，气寒臭香，乃肃清中土之剂也。其性走而不守，主下瘀血血闭；气血不和，则为寒为热，瘀血行而寒热亦除矣。不但下瘀血血闭，且破癥瘕积聚，留饮宿食。夫留饮宿食，在于肠胃；癥瘕积聚，陈垢不清，故又曰"荡涤肠胃，推陈致新"。夫肠胃和则水谷通利，陈垢去则化食调中，故又曰"通利水谷，调中化食"也。《玉机真脏论》云：五脏者，皆秉气于胃，胃者五脏六腑之本也。胃气安，则五脏亦安，故又曰"安和五脏"。

［愚按］大黄抑阳养阴，有安和五脏之功，故无毒，而《本经》名曰"黄良"；但行泄太迅，下瘀破积，故别名"将军"，而列于下品。西北之人，土气敦厚，阳气伏藏，重用大黄，能养阴而不破泄；东南之人，土气虚浮，阳气外泄，稍用大黄，即伤脾胃，此五方五土之有不同也。又，总察四方之人，凡秉气厚实，积热留中，大黄能养阴而推陈致新，用之可也；若素秉虚寒，虽据证当用大黄，亦宜量其人而酌减，此因秉气之有不同也。

至《伤寒·阳明篇》中，三承气汤皆用大黄，大承气、调胃承气与芒硝同用，所以承在上之火热，而调其肠胃，使之下泄也；小承气汤但用大黄，不用芒硝，所以行肠胃之燥结也，燥结行而阴阳上下内外皆和。

今人不知《伤寒》精义，初起但发散而消食，次则平胃而挨磨，终则用大黄以攻下，不察肌表经脉之浅深，不明升降出入之妙义。胸膈不舒，便谓有食；按之稍痛，更云有食。外热不除，必绝其谷；肠虚不便，必下其粪。处方用药，必至大黄而后已。夫秉质敦厚，或感冒不深，虽遭垂害，不即殒躯，当一二日而愈者，必至旬日；当旬日而愈者，必至月余。身愈之后，医得居功。若正气稍虚，或病虚狷獗，亦以此医治之，此医但知此法，解不至死？噫，医所以寄死生，可以盲瞽不明者，而察秋毫之末乎？不思结网，但知羡鱼，耻也。旁门管窥，居之不疑，耻更甚焉。

叶天士曰：大黄，气寒，秉大冬寒之水气，入手太阳寒水小肠经；味苦无毒，得地南方之火味，入手少阴心经、手少阳相火三焦经。气味俱降，阴也。浊阴归六腑，味厚则泄，兼入足阳明胃经、手阳明大肠经，为荡涤之品也。味厚为阴，则入阴分。血者，阴也，心主者也。血凝则瘀，大黄入心，味苦下泄，故下瘀血。血结则闭，阴不和阳，故寒热生焉。大黄味苦下泄，则闭者通；阴和于阳，而寒热止矣。癥瘕积聚，皆有形之实邪，大黄所至荡平，故能破之。小肠为受盛之官，无物不受，传化失职则饮食留积矣。大黄入小肠而下泄，所以主留饮宿食也。味厚则泄，浊阴归六腑，大黄味厚为阴，故入胃与大肠，而有荡涤之功也。消积下血，则陈者去而新者进，所以又有推陈致新之功焉。以滑润而能通利水谷，不使阻滞肠胃中也。肠胃无碍，则阳明胃与太阴脾调和，而食消化矣。饮食消化，则阴之所以本自五味，五脏主藏阴，阴生而脏安和矣。

陈修园曰：大黄，色正黄而臭香，得土之正气正色，故专主脾胃之病。其气味苦寒，故主下泄。凡血瘀而闭，则为寒热；腹中结块，有形可征曰癥，忽聚忽散曰瘕；五脏为积，六腑为聚，以及留饮宿食，得大黄攻下，皆能治之。自"荡涤肠胃"下五句，是申明大黄之效；末一句是总结上四句，又大申大黄之奇效也。意谓人只知大黄荡涤肠胃，功在推陈，即所以致新乎？人知大黄通利水谷，功在化食，抑知化食即所以调中乎？且五脏皆秉气于胃，胃得大黄运化之功而安和，而五脏亦得安和矣。此《本经》所以有"黄良"之名也。

半夏

气味辛，平，有毒。主治伤寒寒热，心下坚，胸胀，咳逆头眩，咽喉肿痛，肠鸣，下气，止汗。

张隐庵曰：《月令》五月半夏生，盖当夏之半也。《脉解篇》云：阳明者，午也。五月，盛阳之阴也。半夏，生当夏之半，白色味辛，秉阳明燥金之气化。主治伤寒寒热者，辛以散之也。阳明胃络上通于心，胃络不通于心则心下坚；胸者，肺之部，阳明金气平合于肺，金气不和于肺则胸胀咳逆。半夏色白属金，主宣达阳明之气，故皆治之。金能制风，故治头眩以及咽喉肿痛。燥能胜湿，故治肠鸣之下气而止汗也。

叶天士曰：半夏，气平，秉天秋燥之金气，入手太阴肺经；味辛有毒，得地西方酷烈之金味，入足阳明胃经、手阳明大肠经。气平味辛，阳也。主伤寒寒热，心下坚者，心下脾肺之区，太阴经行之地也，病伤寒寒热而心下坚，湿痰在太阴也。半夏辛平，消痰去湿，所以主之也。胸者，肺之部也。胀者，气逆也。半夏辛平，辛则能开，平则能降，所以主之也。咳逆头眩者，痰在肺则气不下降，气逆而头晕眩也。东垣曰：太阴头痛，必有痰也。半夏辛平消痰，所以主之。咽喉，太阴经行之地，火结则肿痛。其主之者，辛能散结，平可下气，气下则火降也。肠鸣者，大肠受湿，则肠中切痛而鸣濯濯也。辛平燥湿，故主肠鸣。下气者，半夏入肺，肺平则气下也。阳明之气本下行，上逆则汗自出矣。平能降气，所以止汗也。

陈修园曰：半夏，气平，秉天秋金之燥气，而入手太阴；味辛有毒，得地西方酷烈之味，而入手足阳明。辛则能开诸结，平则能降诸逆也。伤寒寒热，心下坚者，邪结于半表半里之间，其主之者，以其辛而能开也。咽喉肿痛，头眩上气者，邪逆于巅顶、胸膈之上，其主之者，以其平而能降也。肠鸣者，大肠受湿，则肠中切痛而鸣濯濯也。其主之者，以其辛平能燥湿也。又云止汗者，另著有辛中带涩之功也。

仲景于小柴胡汤用之以治寒热，泻心汤用之以治胸满肠鸣，少阴咽痛亦用之，《金匮》头眩亦用之，且呕者必加此味，大得其开结降逆之旨，用药悉遵《本经》，所以为医中之圣。

又曰：今人以半夏功专祛痰，概用白矾煮之，服者往往致吐，且致酸心少食，制法相沿之陋也。古人只用汤洗七次去涎，今人畏其麻口，不敢从之。余每年收干半夏数十斤，洗去粗皮，以生姜汁、甘草水浸一日夜，洗净，又用河水浸三日，一日一换，捣起，蒸熟，晒干，切片，隔一年用之，甚效。盖此药是太阴、阳明、少阳之大药，祛痰恰非专长，仲景诸方加减，俱云"呕者加半夏，痰多者加茯苓"，未闻以痰多加半夏也。

连翘

气味苦，平，无毒。主治寒热鼠瘘瘰疬，痈肿恶疮，瘿瘤结热，蛊毒。

张隐庵曰：连翘，味苦性寒，形象心肾，秉少阴之气化。主治寒热鼠瘘瘰疬者，治鼠瘘瘰疬之寒热也。夫瘘有内外二因，内因曰鼠瘘，外因曰瘰疬。其本在脏，其末在脉，此内因而为水毒之瘘，故曰鼠瘘也；陷脉为瘘，留连肉腠，此外因寒邪薄于肉腠之瘘，故曰瘰疬也。是鼠瘘起于肾脏之毒，留于心主之血脉；瘰疬因天气之寒，伤人身之经脉。连翘形象心肾，故治鼠瘘瘰疬也。痈肿恶疮，肌肉不和；瘿瘤结热，经脉不和。连翘味苦，其气芳香，能通经脉而利肌肉，故治痈肿恶疮，瘿瘤结热也。受蛊毒者在腹，造毒者在心。苦寒泄心，治造毒之原；芳香醒脾，治受毒之腹，故又治蛊毒。

叶天士曰：连翘，气平，秉天秋平之金气，入手太阴肺经；味苦无毒，得南方之火味，入手少阴心经、手厥阴心包经。气味俱降，阴也。心包络者，臣使之官，喜乐出焉。其经别，属三焦，出循喉咙，出耳后，合少阳，郁则包络之火上炎经络，而成寒热鼠瘘瘰疬矣。连翘清苦而轻扬之，因而越之，结者彻而寒热愈矣。痈肿恶疮，皆生于心火，连翘味苦清心，所以主之。瘿瘤结热，亦心内包络之郁结火也，其主之者，轻扬有散结之功也。蛊毒因湿热而成，湿热则生虫也。连翘平能清而苦能泄也，热解湿化而虫自消也。

《灵枢·寒热论》：岐伯曰：鼠瘘寒热之毒气也，留于脉而不去者也。其本在于水脏，故曰鼠；上通于心主之脉，颈腋溃烂，故曰瘘。鼠瘘寒热之毒气者，言鼠瘘水毒而为寒，上合于心包而为热也。主治寒热鼠瘘者，治鼠瘘者，治鼠瘘之寒热也。

今人不解《本经》，只事抄袭，以"寒热"二字句逗，谓连翘主治寒热，出于神农之言。凡伤寒中风之寒热，一概用之。岂知风寒之寒热，起于皮肤；鼠瘘之寒热，起于血脉，风马牛不相及也。嗟嗟，为医者可不知《内经》乎？《灵枢》论营卫血气之生始出入，脏腑经脉之交合贯通，乃医家根本之学，浅人识为《针经》而忽之，良可惜也。

翘根

气味甘，寒，平，有小毒。主治下热气，益阴精，令人面悦好，明目。久服，轻身耐老。

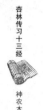

桔梗

气味辛，微温，有小毒。主治胸胁痛如刀刺，腹满肠鸣幽幽，惊恐悸气。

张隐庵曰：桔梗，根色黄白，叶毛味辛，秉太阴金土之气化；味苦性温，花茎紫赤，又秉少阴火热之气化。主治胸胁痛如刀刺者，桔梗辛散温行，能治上焦之胸痛，而旁行于胁腹；能治少阳之胁痛，而上达于胸也。腹满肠鸣幽幽者，腹中寒则满，肠中寒则鸣。腹者，土也；肠者，金也。桔梗秉火土金相生之气化，能以火而温腹满之土寒，更以火而温肠鸣之金寒也。惊恐悸气，少阴病也。心虚则惊，肾虚则恐，心肾皆虚则悸。桔梗得少阴之火化，故治惊恐悸气。

［愚按］桔梗治少阳之胁痛，上焦之胸痹，中焦之肠鸣，下焦之腹满，又惊则气上，恐则气下，悸则动中，是桔梗为气分之药，上中下皆可治也。张元素不参经义，谓桔梗乃舟楫之药，载诸药而不沉。今人熟稔在口，终身不忘，夫以元素杜撰之言为是也，则《本经》几可废矣。一门豪杰之士，阐明神农之《本经》，轩岐之《灵》《素》，仲祖之《论》《略》，则千百方书皆为糟粕。设未能也，必为方书所囿，而蒙蔽一生矣。可畏哉。

叶天士曰：桔梗，气微温，秉天初春稚阳之木气，入足少阳胆经；味辛，有小毒，得地西方惨阴之金气，入手太阴肺金。气味俱升，阳也。胸者，肺之分也；胁者，胆之分也。胆气不升，肺气不降，则滞于胸胁，痛如刀刺矣。其主之者，辛以散之，温以达之也。足之三阴，从足走腹，太阴行气于三阴者也。肺亦太阴，通调上下相传之职，太阴不能通调，则腹满饱矣。其主之者，辛以调气，温以行气也。大肠者，燥金之腑也，大肠湿热则鸣幽幽。肺与大肠为表里，桔梗辛以益肺，肺通调水道，则湿热行，而肠鸣自止。胆为中正之官，胆者，担也，胆气伤则不能担当，而惊恐悸矣。桔梗辛温则扶苏条达，遂其生发之性，复其果敢之职，而惊恐自平也。

白头翁

气味苦，温，无毒。主治温疟，狂易寒热，癥瘕积聚瘿气，逐血，止腹痛，疗金疮。

张隐庵曰：白头翁，无风而摇者，秉东方甲乙之气，风动之象也；有风则静者，得西方庚辛之气，金能制风也。主治温疟者，温疟之邪藏于肾脏，秉木气则能透发母邪也。狂易寒热，温疟病也。治癥瘕积聚瘿气，逐血者，秉金气则能破积聚而行瘀也。止腹痛，乃腹中之痞满，积滞去，痛止也。疗金疮，是去血瘀之效。

甘遂

气味苦，寒，有毒。主治大腹疝瘕腹满，面目浮肿，留饮宿食，破癥坚积聚，利水谷道。

张隐庵曰：土味曰甘，经直曰遂。味苦之甘遂，以其泄土气而行隧道，故名甘遂。土气不和，则大腹隧道不利，则病疝瘕，大腹则腹满；土不胜水，外则面目浮肿，内则留饮宿食。甘遂治之，泄土气也。为疝为瘕，则癥坚积食。甘遂破之，行隧道也。水道利则水气散，谷道利则宿积除。甘遂行水气而通宿积，故利水谷道。

天南星

气味苦，温，有大毒。主治心痛，寒热结气，积聚伏梁，伤筋痿拘缓，利水道。

张隐庵曰：天南星，色白根圆，得阳明金土之气化；味苦性温，又得阳明燥烈之气化，故有大毒。主治心痛，寒热结气者，苦先入心而清热，温能散寒而治痛结也。积聚伏梁者，言不但治痛积无形之气，且治有形之积聚伏梁，所以然者，秉金气而能攻坚破积也。伤筋痿拘缓者，言受伤而痿，拘能缓也。夫小筋受伤而弛长，为痿，犹放纵而委弃也；大筋受伤而软短，为拘，犹缩急拘挛也。阳明主润宗筋，束骨而利机关，故伤筋痿拘能缓。缓，舒缓也。利水道者，金能生水，温能下行也。

大戟

气味苦，寒，有小毒。主治蛊毒，十二水，腹满急痛积聚，中风，皮肤疼痛，吐逆。

张隐庵曰：大戟，生于西北，茎有白汁，味苦气寒，皮浸水中，其色青绿，乃秉金水木相生之气化。水能生木，则木气运行，故主治蛊毒者，土得木而达也。金能生水，则水气运行，故主治十二水。十二经脉环绕一身，十二水者，一身水气不行而肿也。腹满急痛积聚，言蛊毒之病，则腹满急痛，内有积聚，大戟能治之。中风，皮肤疼痛，言十二经水之病，则身中于风而皮肤疼痛，大戟亦能治之。吐逆者，腹满急痛积聚，则土气不和；中风，皮肤疼痛，则肤表不通，皆致吐逆，而大戟皆能治之。

泽漆

气味苦，微寒，无毒。主治皮肤热，大腹水气，四肢面目浮肿，丈夫阴气不足。

张隐庵曰：泽漆，五枝五叶，白汁白根，秉金土之精，故能治其水，盖金生水而土制水也。气味之苦寒，故主治皮肤热。土能制水，故治大腹水气，四肢面目浮肿。金能生水，故治丈夫阴气不足。

《金匮》有泽漆汤，治咳逆上气。咳而脉浮者，厚朴麻黄汤主之；咳而脉沉者，泽漆汤主之。

常山

气味苦，寒，有毒。主治伤寒寒热，热发温疟，鬼毒，胸中痰结，吐逆。

张隐庵曰：恒山，北岳也。后以汉文帝讳恒，遂改名常山，亦名恒山。李时珍疑其始出于常山，故得此名。余以此思常山之草，盖秉西北金水之化，而气出于东南。主治伤寒之寒热者，从西北之阴，而外出于阳也。热发温疟者，乃先发热之温疟，温疟病藏于肾，常山从西北而出于东南，则温疟可治也。神气乃浮，则鬼毒自散。阳气行外，则胸中痰结自消；痰结消，而吐逆亦平矣。

［愚按］伤寒寒热，言伤寒之病，先寒后热。伤寒发温疟，言温疟之病，先热后寒也。言不尽意，读者以意会之。《阴阳离合论》云：圣人南面而立，前曰广明，后曰太冲；太冲之地，名曰少阴；少阴之上，名曰太阳。是太阳之气，根于少阴，主于肤表。常山从少阴而达太阳之气以外出，所谓"因于寒，欲如运枢，起居如惊，神气乃浮"者是也。

蜀漆

气味辛，平，有毒。主治疟及咳逆寒热，腹中坚癥瘕痞积聚，邪气蛊毒鬼疰。

张隐庵曰：蜀漆，能通金水之气，以救火逆；又能启太阳之阳，以接助其亡阳，亦从阴出阳之药也。故《伤寒·太阳篇》云：伤寒脉浮，医以火迫劫之，亡阳，必惊狂，起卧不安，桂枝去芍药加蜀漆牡蛎龙骨救逆汤主之。又《金匮论》云：疟多寒者，名曰牝疟，蜀漆散主之。

李时珍曰：常山、蜀漆有劫痰截疟之功，须在发散表邪及提出阳分之后，用之得宜，神效立见；用失其法，真气必伤。愚谓疟乃伏邪，有留于脏腑募原之间而为三阴疟者，有藏于肾脏而为先热后寒之温疟者，有气藏于心而为但热不寒之瘅疟者。常山主通少阴、太阳之气，从阴出阳，自内而外，则邪随气出，所谓有故无殒；若邪已提出阳分，反用攻利之剂，岂不妄伤正气乎？李蕲阳数十年苦心，始成《纲目》，而其间发明议论，有与经旨不合者，长于纂集，而少于参究故也。

葶苈子

气味辛，寒，无毒。主治癥瘕积聚结气，饮食寒热，破坚逐邪，通利水道。

张隐庵曰：葶苈，花实黄色，根白味辛，盖秉土金之气也。秉金气，故主治癥瘕积聚之结气；秉土气，故主治饮食不调之寒热。破坚逐邪，金气盛也；通利水道，土气盛也。

叶天士曰：葶苈子，气寒，秉天冬寒之水气，入足太阳寒水膀胱经、手太阳寒水小肠经；味辛无毒，得地西方之金味，入手太阴肺经。气味降

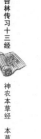

多于升，阴也。其主癥瘕积聚结气者，气结聚而成积，有形可征者谓之癥，假物成形者谓之瘕，葶苈入肺，肺主气而味辛，可以散结也。小肠为受盛之官，饮食入肠，寒热之物皆从此运转，如调摄失宜，则寒热之物积矣。葶苈气寒可以去热，味辛可以散寒。下泄膀胱，葶苈入肺，入膀胱，辛寒下泄，所以通利也。

陈修园曰：葶苈，滑润而香，专泻肺气。肺为水源，故能泻肺。即能泻水，凡积聚寒热，从水气来者，此药主之。大黄之泻，从中焦始；葶苈之泻，从上焦始。故《伤寒论》中，承气汤用大黄，而陷胸汤用葶苈也。

莞花

气味苦，寒，有毒。主治伤寒温疟，下十二水，破积聚大坚癥瘕，荡涤胸中留澼饮食，寒热邪气，利水道。

张隐庵曰：《诊要经终论》云：五月六月，天气高，地气盛，人气在头。莞花味苦寒，花于炎夏，秉太阳本寒之气，而合太阳之标阳，故苦寒有毒。伤寒者，寒伤太阳，莞花气合标阳，故治伤寒。温疟者，病藏于肾，莞花气秉寒水，故治温疟。膀胱水气藉太阳阳热而运行于周身，则外濡皮毛，内通经脉。水气不行，则为十二经脉之水。莞花合太阳之阳，故下十二水，且破阴凝之积聚，及大坚之癥瘕。太阳之气从胸膈以出入，故荡涤胸中留澼，痰饮类也。不但荡涤胸中留澼，且除饮食之内停，寒食邪气。水气得阳热以运行，故利水道。

《伤寒论》云：伤寒表不解，心下有水气，干呕发热而咳，若微利者，小青龙汤加莞花如鸡子大，熬令赤色。大如鸡子，形圆象心也；熬令赤色，取意象火也。是莞花气味虽属苦寒，而有太阳之标阳，恐后世不能司岁备物，故加炮制如是尔。

芫花

气味辛，温，有小毒。主治咳逆上气，喉鸣喘，咽肿短气，蛊毒鬼疟，疝瘕痈肿，杀虫鱼。

张隐庵曰：草木根荄之在下者，性欲上行；花实之在上者，性复下降，此物理之自然也。芫花，气味辛温，花开赤白，秉金火之气化，主行心肺之气下降，故治咳逆上气，喉鸣而喘，以及咽肿而短气；秉火气，故治蛊毒鬼疟；秉金气，故治疝瘕痈肿。辛温有毒，故杀虫鱼。

萹蓄

气味苦，平，无毒。主治浸淫，疥瘙，疽痔，杀三虫。

张隐庵曰：《金匮要略》曰：浸淫疮，从口流向四肢者可治，从四肢流来入口者不可治。盖口乃脾窍，四肢属脾，萹蓄秉火气而温土，故主治脾湿之浸淫。充肤热肉之血，不淡渗于皮毛，则为疥瘙。萹蓄秉东方之木气，故主治疥瘙。浸淫可治，则疽痔亦可治矣；疥瘙可治，则三虫亦可治矣，缘其秉木火之气如此。

商陆根

气味辛，平，有毒。主治水肿，疝瘕，痹熨，除痈肿，杀鬼精物。

张隐庵曰：商陆，秉金土之气化，故气味辛平，以根花白者为良。主治水肿者，辛走气，土胜水，气化则水行，火散则肿消也。治疝瘕者，疝瘕乃厥阴肝木之病，而金能平之也。痹熨犹言熨脾，肌肉闭痹，商陆熨而治之，火温土也。治痈肿者，金主攻利也。杀鬼精物者，金主肃杀也。

藜芦

气味辛，寒，有毒。主治蛊毒，咳逆，泄痢肠澼，头疡，疥瘙恶疮，杀诸虫毒，去死肌。

张隐庵曰：藜芦，气味辛寒，其根黄白，外皮黑色，秉土金水相生之气化。土气运行，则能治蛊毒。金气流通，则能治咳逆。水气四布，则能治泄痢肠澼也。治头疡疥瘙，金制其风也。治恶疮，水济其火也。杀诸虫毒，土胜湿而解毒也。土主肌肉，故又去死肌。

旋覆花

气味咸，温，有小毒。主治结气，胁下满，惊悸，治水，去五脏间寒热，补中下气。

张隐庵曰：花名"旋覆花"者，圆而覆下也。草名"金沸草"者，得水露之精清，肺金之热沸也。又名"盗庚"者，开黄花，白茸，长于夏，金伏之时，盗窃庚金之气也。气味咸温，有小毒，盖秉太阳之气化。夫太阳之气从胸胁以出入，故主治胸中结气，胁下胀满。太阳不能合心主之神气以外出则惊，寒水气动于中则悸。旋覆花能旋转于外，而覆冒于下，故治惊悸。太阳为诸阳主气，气化则水行，故除五脏水。如五运之在地，天气旋覆于地中，则五脏之寒热自去也。去五脏间寒热，故能补中。治结气，胁满，惊悸，除水，故能下气也。

叶天士曰：旋覆花，气温，秉天春和之木气，入足厥阴肝经；味咸，有小毒，得地北方阴惨之水味，入足少阴肾经。气味降多于升，阴也。温能散结，咸能软坚，故治结气，胁下满也。水气乘心则惊悸，咸温下水，所以并主惊悸也。去五脏间寒热者，五脏藏阴者也，痰蓄五脏，则脏阴不藏而寒热矣。咸温可以除痰，所以去寒热也。补中者，中为脾胃，水行痰消，则中宫脾胃受补也。下气者，咸能润下也。因有小毒，所以服之必烦也。

陈修园曰：旋覆花，气温，秉风气而主散；味咸得水味，润下而软坚，味胜于气，故以味为主。唯其软坚，故结气、胁下满等症皆能已之；唯其润下，故停水、惊悸及五脏郁滞而生寒热等症皆能已之。藉咸降之功，上者下之，水气行，痰气消，而中气自然受补矣。

青葙

气味苦，寒，无毒。主治邪气，皮肤中热，风瘙身痒，杀三虫。子，气味同，主治唇口青。

张隐庵曰：青葙，开花结实于三秋，得秋金清肃之气，故主清邪热，去风瘙，杀三虫。《辨脉篇》云：唇口反青，四肢热极者，此为肝绝也。青葙花开黄白，结黑子于深秋，得金水相生之气化，以养肝木，故子治唇口青，肝气得其生化也，故今时又用以明目。

贯众根

气味苦，微寒，有毒。主治腹中邪热气，诸毒，杀三虫。

张隐庵曰：贯众，气味苦寒，色多赤黑，盖秉少阴水火之气。主治腹中邪热气、诸毒者，秉水气也。杀三虫，秉火气也。

蛇含草

气味苦，微寒，无毒。主治惊痫，寒热邪气，除热，金疮，疽痔鼠瘘，恶疮头疡。

张隐庵曰：蛇含草，始出西川，气味苦寒，花开黄色。西川，金也；苦寒，水也；黄色，土也。秉土金水之气化。金能制风，则惊痫之寒热可治也。寒能清热，则邪气之热气可除也。土能生肌，则金疮可治也。秉土金水之气而和在下之经脉，则治疽痔。秉土金水之气而和在上之经脉，则治鼠瘘、恶疮、头疡。

狼毒根

气味辛，平，有大毒。主治咳逆上气，破积聚，饮食寒热，水气恶疮，鼠瘘疽蚀，鬼精蛊毒，杀飞鸟走兽。

张隐庵曰：狼毒草有大毒，秉火气也；气味辛平，茎叶有毛，入水则沉，秉金气也。秉金气，故主治肺病之咳逆上气。金能攻利，故破积聚，则饮食壅滞而为寒为热之病，亦可治矣。水气，水寒之气也。水气而濡，则有恶疮、鼠瘘、疽蚀，并鬼精、蛊毒之病，狼毒秉火气而温脏寒，故皆治之。又言其毒能杀飞鸟走兽，草以狼名，殆以此故。李时珍曰：视其名，则知其毒矣。

狼牙根

气味苦，寒，有毒。主治邪气热气，疥瘙恶疡疮痔，去白虫。

张隐庵曰：狼性灵智，此草根如兽之牙齿，而专取狼名者，疑取其上下灵通之义。寒水之气上行，则能散其表之邪气热气，以及皮肤之疥瘟恶疡，苦寒之气下泄，则能除在下之疮痔，以及在内之白虫。《金匮要略》曰：少阴脉滑而数者，阴中即生疮，阴中蚀疮烂者，狼牙汤洗之。此草气味苦寒，秉性纯阴，故能治少阴之火热烂疮也。

羊蹄根

气味苦，寒，无毒。主治头秃，疥瘙，除热，女子阴蚀。

张隐庵曰：羊蹄，水草也，生于川泽及近水湿地，感秋气而生，经冬不凋，至夏而死，盖秉金水之精气所生。金能制风，故治头秃疥瘙。水能清热，故除热。苦能生肌，故治阴蚀。

羊踯躅花

气味辛，温，有大毒。主治贼风在皮肤中淫淫痛，温疟恶毒诸痹。

张隐庵曰：羊踯躅花色黄，气味辛温，秉火土金相生之气化。羊乃火畜，而兼土金。南方赤色，其畜羊，火也；在辰为未，土也；在卦为兑，金也。此花大毒，亦秉火土金之气化。羊食之，则同气相感，而受其毒，是以踯躅而死。金主皮毛，土主肤肉，火主血脉。主治贼风在皮肤中淫淫痛，治金主之皮毛，土主之肤肉，乃以毒而攻毒也。疟邪随经内薄，治温疟恶毒，治火主之经脉也。诸痹，乃皮脉肉之痹，而踯躅亦治之也。

瓜蒂

气味苦，寒，有毒。治大水，身面四肢浮肿，下水，杀蛊毒，咳逆上气，及食诸果，病在胸腹中，皆吐下之。

张隐庵曰：甜瓜，生于嵩高平泽，味甜，臭香，色黄，盖秉天地中央之气化；其瓜极甜，其蒂极苦，合火土相生之气化。故治大水及身面四肢浮肿，所以然者，秉火土之气，达于四旁，而能制化其水湿，故又曰下水。土气运行，故杀蛊毒。苦主下泄，故治咳逆上气。苦能上涌，又主下泄，故食诸果，病在胸腹中者，皆可吐下也。

莨菪子

气味苦，寒，有毒。主治齿痛，出虫，肉痹拘急。久服，轻身，使人健行，走及奔马，强志益力，通神见鬼。多食，令人狂走。

张隐庵曰：莨菪子，气味苦寒，生于海滨，得太阳寒水之气，故治齿痛。太阳上秉寒气，下有标阳，阳能散阴，故能出虫。太阳阳热之气，能温肌腠，又太阳主筋所生病，故治肉痹拘急。肉痹，肌痹也；拘急，筋不柔和也。久服轻身，使人健行，走及奔马者，太阳本寒标热，少阴本热标寒，太阳合少阴而助跷脉者。盖阳跷者，足太阳之别，起于跟中，出于外踝；阴跷者，足少阴之别，起于跟中，循于内踝。莨菪子秉太阳、少阴标本之精，而助跷脉，故轻身健走若是也。秉阴精之气，故强志益力。秉阳热之化，故通神及见鬼。下品之药，不宜久服，故又曰"多食，令人狂走"，戒之也。

夏枯草

气味辛苦，寒，无毒。主治寒热瘰疬，鼠瘘头疮，破癥瘕瘿结气，脚肿湿痹，轻身。

张隐庵曰：夏枯草，秉金水之气，故气味辛寒无毒。主治寒热瘰疬，鼠瘘头疮者，秉水气而上清其火热也。破癥瘕瘿结气者，秉金气而削坚积也。脚肿乃水气不行于上，湿痹乃水气不布于外，夏枯草感一阳而生，能使水气上行环转，故治脚气湿痹，而且轻身。

叶天士曰：夏枯草，气寒，秉天冬寒之水气，入太阳寒水膀胱经；味苦辛无毒，得地火金之味，入手少阴心经、手太阴肺经。遇火令则枯，秉金水之气独全，水制火，金平木，故专主少阳相火风木胆经之症。气味轻清，少阳也。太阳主表，表邪外入，则太阳有病，而恶寒发热也。瘰疬鼠瘘皆少阳胆经风热之毒，夏枯草秉金水气味，所以专入少阳，解风热之毒也。头乃太阳经行之地，膀胱湿热则生头疮，其主之者，气寒清热，味苦燥湿。凡积聚而有形可征谓之癥，乃湿热结气也。味辛可以散结，味苦可以燥湿，所以主之也。瘿亦少阳之症，其主之者，以夏枯草专治少阳之病，而有辛散之功也。湿邪伤下，脚肿湿痹，无非湿也。苦能燥湿，所以主之，且入肺与膀胱，而有祛湿之力。湿胜则身重，既有祛湿之功，所以又能轻身也。

蚤休

气味苦，微寒，有毒。主治惊痫，摇头弄舌，热气在腹中。

张隐庵曰：一者，水之生数也；七者，火之成数也；三者，一奇二偶，合而为三也。蚤休三层，一层七叶，一花七瓣，秉先天水火之精，故主治惊痫，摇头弄舌，乃小儿胎惊胎痫也。胎惊胎痫，乃热毒之气，得于母腹之中，故曰热气在腹中。

［愚按］蚤休，一名河车，服食此草，又能辟谷，为炼修元真，胎自长生之药，故主治小儿先天受热之病。学者得此药而推广之，则大人、小儿后天之病亦可治也。

白芨根

气味苦，平，无毒。主治痈肿恶疮败疽，伤阴死肌，胃中邪气，贼风鬼击，痱缓不收。

张隐庵曰：白芨，气味苦平，花红根白，得阳明、少阴之气化。少阴主藏精，而精生于阳明，故主治痈肿恶疮，贼风痱缓诸症。

白蔹根

气味苦，平，无毒。主治痈肿疽疮，散结气，止痛，除热，目中赤，小儿惊痫，温疟，女子阴中肿痛，带下赤白。

张隐庵曰：敛者，取秋金收敛之义。古时用此药敷敛痈毒，命名盖以此。有赤、白二种，秉赋与白芨相同，故主治无甚差别。白芨得阳明、少阴之精汁，收藏阴精，是以作糊稠粘；白蔹乃蔓草，性惟上延，而津液濡上，故兼除热清目，小儿惊痫，及女子阴中肿痛，带下赤白。又治温疟者，主清下焦之热，其性从下而上也。

鬼臼

气味辛，温，有毒。主治杀蛊毒鬼疰精物，辟恶气不祥，逐解百毒。

张隐庵曰：鬼臼以九臼为良，故名九臼。九，老阳之数也。阳者，天气也，故《别录》名天臼。气味辛温，秉太阳阳热乾金之气，故主杀蛊毒鬼疰精物，及恶气不祥，并逐邪解百毒。

《金匮》方治伤寒今愈不复者，助太阳之气也。盖阳气者，若天与日，此花随天旋转，而又不见天日，犹天德惟藏，不自明也。

梓白皮

气味苦，寒，无毒。去三虫。

张隐庵曰：梓、楸同类，梓从辛，楸从秋，秉金气也；气味苦寒，秉水气也。秉水气，故主治热毒。秉金气，故主杀三虫。

《阳明篇》云：伤寒瘀热在里，身必发黄，麻黄连轺赤小豆汤主之。内用梓白皮，义可知矣。

柳花

气味苦，寒，无毒。主治风水黄疸，面热黑。

张隐庵曰：柳性柔顺，喜生水旁，受寒水之精，感春生之气，故纵横顺逆插之皆生。得春气，则能助肝木以平土，故主治风水黄疸。得水精，则能清热气而资面颜，故治面热黑。

柳叶（附）

气味苦，寒，无毒。主治恶疥痂疮马疥，煎汁洗之，立愈。又疗心腹内血，止痛。(《别录》)

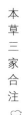

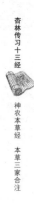
杨柳枝及根白皮（附）

气味苦，寒，无毒。主治痰热淋疾。可为浴汤，洗风肿瘙痒。煮酒，漱齿痛。（《唐本草》）

近今以屋檐下插柳经风日者，煎汤饮，治小便淋浊痛，通利水道。（《民俗集验方》）

郁李仁

气味酸，平，无毒。主治大腹水肿，面目四肢浮肿，利小便水道。

张隐庵曰：李乃肝之果，其仁当治脾。郁李花实俱青，其味酸甘，其气芳香，甲己合而化土也。土气化，则大腹水肿、四肢面目浮肿自消，小便水道自利。

巴豆

气味辛，温，有毒。主治伤寒温疟寒热，破癥瘕结聚坚积，留饮痰澼大腹，荡练五脏六腑，开通闭塞，利水谷道，去恶肉，除鬼毒蛊疰邪物，杀虫鱼。

张隐庵曰：巴豆，生于巴蜀，气味辛温，花实黄赤，大热有毒，其性慓悍。主治伤寒温疟寒热者，辛以散之，从经络而外出于肌表也。破癥瘕结聚坚积，留饮痰澼大腹者，温以行之，从中土而下泄于肠胃也。用之合宜，有斩关夺门之功，故荡练五脏六腑，开通闭塞。闭塞开通，则水谷二道自利矣。其性慓悍，故去恶肉。气合阳明，故除鬼毒蛊疰邪物，杀虫鱼。《经》云：两火合并，是以阳明。巴豆味极辛，性大温，具两火之性也，气合阳明，故其主治如此。

［愚按］凡服巴霜，即从胸胁大热，达于四肢，出于皮毛，然后复从肠胃而出。《伤寒论》有白散方，治伤寒寒实结胸，用此。古人称为斩关夺门之将，用之得当，真瞑眩瘳疾之药；用之不当，非徒无益，而反害矣。

雷丸

气味苦，寒，有小毒。主治杀三虫，逐毒气，胃中热，利丈夫，不利女子。

张隐庵曰：雷丸，是竹之余气，感雷震而生。竹茎叶青翠，具东方生发之气；震为雷，乃阳动于下。雷丸气味苦寒，秉冬令寒水之精，得东方震动之气，故杀阴类之三虫，而逐邪毒之气；得寒水之精，故清胃中热。震为雷，为长男，故利丈夫，不利女子。

代赭石

气味苦，寒，无毒。主治鬼疰贼风蛊毒，杀精物恶鬼，腹中毒邪，女子赤沃漏下。

张隐庵曰：赭石，铁之精也，其色青赤，气味苦寒，秉水石之精，而得木火之化也。主治鬼疰贼风蛊毒者，色赤属火，得少阳火热火气，则鬼疰自消也；色青属木，木得厥阴风木之气，故治贼风蛊毒也。杀精物恶鬼，腹中毒邪者，能治鬼疰贼风蛊毒，即能杀精物恶鬼，腹中毒邪也。赭石，一名血帅，能治冲任之血，故治女子赤沃漏下。

叶天士曰：代赭石，气寒，禀天冬寒之水气，入足少阴肾经；味苦无毒，得地南方之火味，入手少阴心经。气味俱降，阴也。天地者，阴阳之体；水火者，阴阳之用也。肾为坎水，代赭石气寒益肾，则肾固而一阳上升；心为离火，代赭石味苦益心，则心中一阴下降。水升火降，阴阳互藏其宅，而天地位位矣。故鬼疰邪气，精魅恶鬼，贼风毒邪，不能相干，即或有邪，亦必祛逐也。寒可清热，苦可泄邪，所以又主蛊毒及腹中邪毒也。肾主二便，心主血，血热则赤沃漏下。苦寒清心，心肾相交，所以主女子赤沃漏下也。

陈修园曰：代赭石，味苦益心，则心中一阴下降，水升火降，阴阳互藏其宅，而天地位矣。故鬼疰贼风精魅恶风，以及蛊毒腹中邪毒，皆可主之。肾主二便，心主血，血热则赤沃漏下。苦寒清热，心肾相交，所以主女子赤沃漏下。仲景代赭旋覆花汤，用之极少。后人昧其理而重用之，且赖之以镇纳诸气，皆荒经之过也。

铅丹

气味辛，微寒，无毒。主治吐逆反胃，惊痫癫疾，除热下气。炼化还成九光，久服，通神明。

张隐庵曰：铅丹，火金水之精，得火化而变赤，气味辛微寒，盖秉金质而得水火之气化。主治吐逆反胃者，火温其土也。治惊痫者，水济其火也。治癫疾者，火济其水也。气味辛寒，寒能除热，辛能下气也。炼化还成九光者，炼九转而其色光亮，还成黑铅也。炼化还光而久服，则金水相生，水火相济，故通神明。

［愚按］铅有毒，炼铅成丹则无毒。铅丹下品，不堪久服；炼铅丹而成九光，则可久服，学者所当意会者也。

铅粉

气味辛，寒，无毒。主治伏尸毒螫，杀三虫。

张隐庵曰：伏尸者，伏于泉下之尸，相瘀而为传尸鬼疰之病。铅粉从黑变白，从阴出阳，故主治伏尸。秉水气而性寒，故消螫毒。秉金气而味辛，故杀三虫。

［愚按］黄丹、铅粉，皆本黑锡所成，而变化少有不同。变白者，得金水之气，而走气分；变赤者，得火土之气，而走血分。黄丹秉火土之气，故入膏丹，主痈疽恶疮之用。今时则用铅粉收膏药，以代黄丹。

戎盐

味咸，寒，无毒。主明目，目痛，益气，坚肌骨，去毒蛊。

张隐庵曰：戎盐，由海中咸水凝结于石土中而成，色白青赤，是秉天一之精，化生地之五行，故主助心神而明目，补肝血而治目痛，资肺金而益气，助脾肾而坚肌骨。五脏三阴之气，交会于坤土，故去蛊毒。

石灰

气味辛，温，有毒。主治疽疡疥瘙，热气恶疮，癞疾死肌，堕眉，杀痔虫，去黑子息肉。

张隐庵曰：石者土之骨，以火煅石成灰，色白，味辛性燥，乃秉火土之气，而成燥金之质。遇风即化，土畏木也；遇水即化，火畏水也。秉金气而祛风，故治疽疡疥瘙。秉土气而滋阴，故治热气恶疮，癞疾死肌。秉性燥烈，服食少而涂抹多，涂抹则堕眉，杀痔虫，去黑子息肉。

天鼠屎

气味辛，寒，无毒。主治面痈肿，皮肤洗洗时痛，腹中血气，破寒热积聚，除惊悸。

张隐庵曰：蝙蝠，形极类鼠，而飞翔空中，故曰天鼠；身有翼而昼伏，故曰伏翼。乃蚊蚋乳石之余精，气味辛寒，感阳明、太阳金水之气化。主治痈肿者，面属阳明也。皮肤洗洗时痛者，皮肤属太阳也。痈肿则气血不和，阳明行身之前，而治面之痈肿，而腹中气血之病亦可治也。皮肤洗洗，则身发寒热；皮肤时痛，则寒热积聚。太阳主通体之皮肤，而治皮肤洗洗之时痛；则治发寒热，而邪凝积聚者亦可破也。肝病则惊，心病则悸。除惊悸者，秉阳明金气，而除风木之惊；秉太阳水气，而除火热之悸也。

虾蟆

气味辛，寒，有毒。主治邪气，破癥坚血，痈肿阴疮。服之，不患热病。

张隐庵曰：虾蟆，生于阴湿坡泽，能作土遁，其色黄黑，气味辛寒，盖秉土金水之气化所生。主治邪气者，辛以散之也。秉金气，故破癥坚血。秉土气，故治痈肿阴疮。秉水气，故服之不患热病。

蜈蚣

气味辛，温，有毒。主治鬼疰蛊毒，啖诸蛇虫鱼毒，杀鬼物老精，温疟，去三虫。

张隐庵曰：蜈蚣，色赤性温，双钳两尾，头尾咸红，生于南方，秉火毒之性，故《本经》主治皆以火毒而攻阴毒之用也。

[愚按] 蛇属金，蜈蚣属火，故能制之。鸡应昂宿，是太阳出而爝火灭之义矣。

蚯蚓

气味咸，寒，无毒。主治蛇瘕，去三虫伏尸鬼疰蛊毒，杀长虫。

张隐庵曰：蚯蚓，冬藏夏出，屈而后伸，上食槁壤，下饮黄泉，气味咸寒，宿应轸水，秉水土之气化。主治尸疰蛊毒，盖以泉下之水气上升，地中之土气上达，则阴类皆从之而消灭矣。蜈蚣属金，名曰天龙；蚯蚓属水，名曰地龙，皆治鬼疰蛊毒者，天地相交，则水火相济，故秉性各不同，而主治乃不相殊。

蛇蜕

气味咸，甘，平，无毒。主治小儿百二十种惊痫蛇痫，癫疾瘈疭，弄舌摇头，寒热肠痔蛊毒。

张隐庵曰：蛇蜕，色白如银至洁，气味咸平，秉金水之气化。金能制风，故治小儿百二十种惊痫蛇痫之症。癫疾瘈疭，惊痫病也。弄舌摇头，蛇痫病也。水能清热解毒，故主治大人寒热肠痔，及蛊毒之寒热也。

[愚按] 痫症惟一，既曰惊痫，复曰蛇痫，则痫症不止一端；若以内之七情，外之形象求之，不啻百二十种。先圣立言，当意会也。

斑蝥

气味辛，寒，有毒。主治寒热鬼疰蛊毒，鼠瘘恶疮，疽蚀死肌，破石癃。

张隐庵曰：斑蝥，喜食豆花，气味辛寒，有毒。色兼黄黑，盖秉金水之气化而为毒虫，故主散恶毒，消恶疮，攻死肌，破石癃，乃以毒而攻毒也。

蛴螬

气味咸，寒，有毒。主治小儿惊痫瘛疭，腹胀寒热，大人癫疾易狂。

张隐庵曰：蛴螬，甲虫也，出于池泽，以土包转而成生育，气味咸寒，是甲虫而秉水土之气。甲虫属金，金能制风，故主治小儿惊痫瘛疭。秉土气，故治腹胀之寒热。秉水气，故治大人之癫疾易狂。

鼠妇

气味酸，温，无毒。主治气癃，不得小便，妇人月闭血瘕，痫痉寒热，利水道，堕胎。

张隐庵曰：鼠妇，感阴湿而生，气味酸温，秉太阳寒水、厥阴风木之气化。太阳水气行于肤表，则气癃而不得小便者可治也。厥阴木气上行外达，则妇人月闭而为血瘕可治也。膀胱气癃，在内则不得小便，在外则有痫痉寒热之病。鼠妇治气癃，则痫痉之寒热亦可治也。不得小便，则水道不利。鼠妇治不得小便，则水道亦可利也。妇人恶血内闭则为血瘕，新血内聚则为妊娠。鼠妇治妇人月闭血瘕，则堕胎亦其验也。

水蛭

气味咸，苦，平，有毒。主逐恶血瘀血月闭，破血瘕积聚，无子，利水道。

张隐庵曰：水蛭，乃水中动物，气味咸苦，阴中之阳也。咸苦走血，故主逐恶血瘀血，通月经。咸软坚，苦下泄，故破血瘕积聚，及经闭无子。感水中生动之气，故利水道。

仲祖《伤寒论》治太阳随经，瘀热在里，有抵当汤，内有水蛭，下瘀血也。

雀瓮

气味甘，平，无毒。主治寒热结气，蛊毒鬼疰，小儿惊痫。

张隐庵曰：雀瓮，多生榴、枣树上，夏月羽化而出毛虫，有毒。雀瓮则无毒矣，气味甘平，感木火土之气化。土气和于内外，则寒热结气可治矣。木气条达，则土气疏通，而蛊毒可治矣。火气光明，则鬼疰及小儿惊痫皆可治矣。

萤火

气味辛，微温，无毒。主明目。

张隐庵曰：润下作咸，其臭腐，腐草为萤，秉水气也；萤为火宿，名曰萤火，秉火气也；生于七月，其大火流西，故气味辛温。水之精，火之神，共凑于目，故《本经》主明目，而《别录》又云"通神明"。

衣鱼

气味咸，温，无毒。主治妇人疝瘕，小便不利。小儿中风，项强背起，摩之。

张隐庵曰：衣鱼色白，碎之如银，秉金气也；命名曰鱼，气味咸温，秉水气也。水能生木，故治妇人之疝瘕。妇人疝瘕，肝木病也。金能生水，故治小便之不利。小便不利，水不行也。小儿经脉未充，若中于风，日久不愈，则项强背起，乃督脉为病。督脉合肝部，属太阳。衣鱼秉金水之气化，故当用以摩之。